KOMMENTARE ZUM ARZNEIBUCH
DER DEUTSCHEN DEMOKRATISCHEN REPUBLIK

Herausgegeben von L. Kny und J. Richter

G. Seidenglanz

Heft 6 Radioaktive Arzneimittel

Mit 8 Tabellen

AKADEMIE-VERLAG · BERLIN 1980

Verantwortlich für die Herausgabe:

Prof. Dr. sc. nat. L. Kny, Berlin
Prof. Dr. sc. nat. J. Richter, Berlin

Verfasser:

Dipl.-Chem. G. Seidenglanz, Berlin

Erschienen im Akademie-Verlag, 108 Berlin, Leipziger Straße 3—4

Lizenznummer: 202 · 100/497/79
Gesamtherstellung: VEB Druckerei „Thomas Müntzer", 582 Bad Langensalza
Bestellnummer: 762 732 9 (3065/K/6) · LSV 1277, 2067
Printed in GDR
DDR 8,— M

Die Anforderungen an eine sichere Diagnose und wirksame Therapie von pathologischen Veränderungen im menschlichen Organismus haben die radioaktiven Arzneimittel zu einem unverzichtbaren Bestandteil des Arzneimittelsortiments werden lassen.
Im vorliegenden Heft werden die Prüfung, Herstellung und Anwendung der im 2. AB-DDR sowie der darüber hinaus im Arzneimittelsortiment der DDR enthaltenen radioaktiven Arzneimittel beschrieben und dabei auch solche radioaktive Präparate erfaßt, die potentiell dieses Sortiment verändern können. Damit wird dem Leser ein Überblick über Qualitätsanforderungen und medizinischen Einsatz dieses Teils des Arzneimittelsortiments gegeben.

Berlin, Dezember 1978 *Die Herausgeber*

Inhalt

1. Einleitung

Radioaktiv markierte chemische Verbindungen haben in den vergangenen 3 Jahrzehnten in ständig zunehmendem Maße Eingang in die Medizin gefunden und zur Herausbildung einer neuen Fachrichtung, der Nuklearmedizin, geführt.
Im internationalen Maßstab ist die Nuklearmedizin nach der Kernenergetik der zweitgrößte Verbraucher radioaktiven Materials. Etwa 80% aller hergestellten offenen radioaktiven Präparate werden für nuklearmedizinische Untersuchungen eingesetzt, wobei die Einsatzmöglichkeiten für diagnostische Zwecke im Vordergrund stehen und die Einsatzmöglichkeiten für therapeutische Zwecke weit übertreffen [40, 41, 82, 90].
Die nuklearmedizinischen Untersuchungsmethoden sind in-vivo-Methoden. Sie beruhen darauf, daß sich die radioaktiv markierten Verbindungen in Abhängigkeit von ihrer chemischen Struktur nach Injektion oder peroraler Applikation in bestimmten Organen anreichern und dort auf Grund der emittierten radioaktiven Strahlung außerhalb des Körpers mit geeigneten Strahlendetektoren nachweisbar sind. Auf diese Weise ist es möglich, sowohl Lage und Größe eines Organs zu bestimmen (Lokalisationsdiagnostik) als auch durch Messung der Speicherung bzw. Ausscheidung des radioaktiven Pharmakons die Funktionsfähigkeit des Organs zu prüfen (Funktionsdiagnostik). Dabei gilt als Vorteil dieser Methoden, daß die applizierten Substanzen in der Regel sehr klein sind und die Strahlenbelastung des Organs bzw. des Gesamtkörpers gering ist.
Um bei minimaler Strahlenbelastung für den Patienten eine optimale diagnostische Aussage zu erbringen, sollte ein radioaktives Arzneimittel folgende Eigenschaften aufweisen [31]:

1. Das dem radioaktiven Arzneimittel zugrunde liegende Radionuklid sollte ein reiner γ-Strahler sein, also keine β-Teilchen aussenden, die infolge ihrer kurzen Reichweite im Gewebe absorbiert würden und damit nur die Strahlenbelastung erhöhten, ohne zur Messung beizutragen.
2. Das Radionuklid sollte eine kurze physikalische Halbwertszeit besitzen.
3. Das radioaktive Arzneimittel sollte selektiv von dem zu lokalisierenden bzw. in der Funktion zu prüfenden Organ aufgenommen werden, um Störungen der Messung durch Abstrahlung aus benachbarten Organen bzw. eine Strahlenbelastung anderer Organe zu vermeiden.
4. Die Verweilzeit des radioaktiven Arzneimittels im Organismus muß für die Messung ausreichend sein, danach sollte eine rasche Ausscheidung erfolgen.
5. Das radioaktive Arzneimittel sollte nur das angegebene Radionuklid in der angegebenen chemischen Form enthalten, d. h. es sollte radionuklidrein und radiochemisch rein sein.
6. Das radioaktive Arzneimittel sollte strahlenchemisch stabil sein, d. h., die Energie der Strahlung des Radionuklids darf keine Zersetzung des Moleküls hervorrufen.

7. Das dem radioaktiven Arzneimittel zugrunde liegende Radionuklid sollte von den Strahlungsmeßgeräten mit hoher Zählausbeute meßbar sein, um die zu applizierende Radioaktivitätsmenge so gering wie möglich zu halten.

Ein radioaktives Arzneimittel, das alle diese Eigenschaften aufweist, kann es aus objektiven Gründen nicht geben. Der Nuklearmediziner muß daher je nach der durchzuführenden Untersuchung aus den vorhandenen radioaktiven Arzneimitteln das geeignetste auswählen. Diese Auswahlmöglichkeit ist durch das Sortiment der registrierten radioaktiven Arzneimittel gewährleistet [35].

2. Geschichtliche Entwicklung

Die Entwicklung auf dem Gebiet der radioaktiven Arzneimittel ist eng mit den grundlegenden Entdeckungen auf dem Gebiet des Atombaus und der Radioaktivität verbunden und ohne diese undenkbar. Zwar wurde bereits zu Beginn dieses Jahrhunderts Radium in die Medizin eingeführt, jedoch waren der Anwendung der natürlichen radioaktiven Elemente Grenzen gesetzt. Diese sind durch die zum Teil sehr lange physikalische Halbwertszeit und die radioaktiven Folgeprodukte gegeben. Die Aufnahme dieser Elemente durch den Körper hätte eine hohe Strahlenbelastung und mögliche Strahlenschäden zur Folge gehabt.

Im Jahr 1919 gelang Rutherford erstmals der Nachweis der Umwandlung eines chemischen Elementes in ein anderes Element. Er setzte Stickstoff der Bestrahlung mit Alphateilchen aus und erhielt dabei Sauerstoff. Diese Reaktion läßt sich durch folgende Gleichung beschreiben:

$$^{14}_{7}N + ^{4}_{2}He^{++} \rightarrow ^{17}_{8}O + ^{1}_{1}H^{+}$$

1932 entdeckte Chadwick das Neutron, das für die Herstellung künstlicher Radionuklide wohl wichtigste Elementarteilchen. Es wurde gefunden, als bei Versuchen mit verschiedenen Elementen auch Beryllium der Bestrahlung mit Alphateilchen ausgesetzt wurde:

$$^{9}_{4}Be + ^{4}_{2}He^{++} \rightarrow ^{12}_{6}C + ^{1}_{0}n$$

Eine weitere wichtige Entdeckung erfolgte 1934. Joliot und Curie bestrahlten Bor und Aluminium mit Alphateilchen. Dabei stellten sie fest, daß nach Absetzen der Bestrahlung das bestrahlte Material selbst eine Strahlung emittierte, die den Gesetzmäßigkeiten des radioaktiven Zerfalls entsprach und als Positronenstrahlung identifiziert wurde. Es war daher zu folgenden Reaktionen gekommen:

$$^{10}_{5}B + ^{4}_{2}He^{++} \rightarrow ^{13}_{7}N + ^{1}_{0}n$$

$$^{13}_{7}N \rightarrow ^{13}C + e^{+}$$

$$^{27}_{13}Al + ^{4}_{2}He^{++} \rightarrow ^{30}_{15}P + ^{1}_{0}n$$

$$^{30}_{15}P \rightarrow ^{30}_{14}Si + e^{+}$$

Damit waren zum ersten Mal radioaktive Elemente künstlich hergestellt worden.
Im gleichen Jahr benutzte FERMI die bei der Bestrahlung von Beryllium freiwerdenden Neutronen zur Bestrahlung von Uran und stellte auch dabei die Entstehung radioaktiver Elemente fest. Das Neutron wurde als ideales Teilchen zur Erzielung von Kernreaktionen erkannt; die darauf basierende Entwicklung führte einerseits zur Entdeckung der Uranspaltung durch HAHN und STRASSMANN, andererseits zunächst zum Einsatz von Radium-Beryllium-Quellen zur Herstellung von *künstlichen* Radionukliden.
Bereits 1935 wird dann auch von CHIEVITZ und HEVESY die erste Arbeit veröffentlicht, in der sie über Tierexperimente mit radioaktivem Phosphor berichten, hergestellt nach der Reaktion

$$^{32}_{16}S + ^{1}_{0}n \rightarrow ^{32}_{15}P + ^{1}_{1}H$$

durch Bestrahlung von Schwefelkohlenstoff.
Der Neutronenfluß der zur damaligen Zeit zur Verfügung stehenden Quellen lag in der Größenordnung von 10^5 bis 10^7 Neutronen $\times$ cm^{-2} $\times$ s^{-1}. Damit war bei dem entstehenden Nuklid eine hohe Radioaktivität nicht erreichbar, sie genügte jedoch zur Durchführung von Untersuchungen auf physiologischem Gebiet, wodurch Einblicke in verschiedene wichtige Körperfunktionen erhalten wurden.
Stärker radioaktive Präparate waren erst durch den Einsatz des 1932 von LAWRENCE konstruierten Zyklotrons erreichbar. Es eröffnete zwei Wege zur Herstellung künstlicher Radionuklide. Zum einen konnten geladene Elementarteilchen, z. B. Deuteronen, im Zyklotron beschleunigt, also auf hohe Energie gebracht und zur Auslösung neutronenerzeugender Reaktionen benutzt werden, wie

$$^{7}_{3}Li + ^{2}_{1}D \rightarrow ^{8}_{4}Be + ^{1}_{0}n,$$

wodurch stärkere Neutronenströme als in der Ra-Be-Quelle erhältlich waren. Zum anderen ließen sich die gleichen Elementarteilchen auch direkt zur Herstellung von künstlichen Radionukliden benutzen, wie

$$^{23}_{11}Na + ^{2}_{1}D \rightarrow ^{24}_{11}Na + ^{1}_{1}H.$$

Die stärkste Neutronenquelle jedoch entstand mit dem Bau des ersten Kernreaktors im Jahr 1942. Bei einem Neutronenfluß in der Größenordnung von 10^{12} Neutronen $\times$ cm^{-2} $\times$ s^{-1} war der Weg zur Herstellung einer Vielzahl von Radionukliden in beliebiger Menge und mit für medizinische Zwecke ausreichender Radioaktivität freigegeben, und bereits im Juni 1946 erscheint in der Zeitschrift „*Science*“ die erste Annonce mit dem Angebot für Reaktornuklide.
Einige Etappen der Entwicklung der Herstellung und Anwendung von radioaktiven Präparaten in der Medizin sind in Tabelle 1 dargestellt [89].
Der mit der Anwendung radioaktiver Arzneimittel in der DDR entstandene Bedarf mußte zu Beginn voll durch Importe gedeckt werden. Mit dem Bau eines Kernreaktors und eines Zyklotrons im heutigen Zentralinstitut für Kernforschung Rossendorf wurde dann auch in der DDR die Grundlage zur Eigenherstellung von künstlichen Radionukliden geschaffen und ständig weiterentwickelt, sodaß heute der größte Teil aller verwendeten radioaktiven Arzneimittel selbst hergestellt werden kann. Dabei stieg der Produktionsumfang an radioaktivem Material, bezogen auf die Radioaktivitätsmenge, von 1958 bis 1974 auf das Tausendfache [48].

Tabelle 1
Einige Etappen der Entwicklung der Herstellung und medizinischen Anwendung von Radionukliden

1926	1. klinische Tracerstudie unter Verwendung von Radium C
1928	Anwendung von radioaktivem Wismut
1932	Entwicklung des Zyklotrons
1934	Entdeckung der künstlichen Radioaktivität
1935	Tierversuche mit radioaktivem Phosphor
1937	Anwendung von radioaktivem Natrium
	Einsatz von radioaktivem Phosphor zur Therapie der Leukämie
1938	Herstellung von Jod-128 und Einsatz für Schilddrüsenuntersuchungen
	Studien mit radioaktivem Eisen bei Anämie
1940	Herstellung von Jod-131
	Behandlung der Polyzythämie mit Phosphor-32
1942	Behandlung der Schilddrüsenüberfunktion mit radioaktivem Jod
1946	Reaktornuklide verfügbar
	Radiojod-Therapie des Schilddrüsen-Karzinoms
	Einsatz von Zink-63 zur Behandlung des Ovarial-Karzinoms
	Anwendung von radioaktiv markiertem Fluoreszein zur Hirntumorlokalisation
1950	Einsatz von Chrom-51 zur Erythrozytenmarkierung
	klinische Anwendung von jodmarkiertem Albumin
	Synthese von radioaktivem Vitamin B_{12}
1951	Entwicklung der Radionuklidgeneratoren
1953	Einführung des SCHILLING-Tests
1954	Anwendung radioaktiver Kolloide für Leberuntersuchungen
1955	Einführung von jodmarkiertem Rose bengale für Leberuntersuchungen
1956	Einführung von jodmarkiertem Hippurat zur Nierenfunktionsprüfung
1957	Anwendung von radioaktiven Gasen für Lungenfunktionsprüfungen
1958	Studien mit radioaktivem Kalzium bei Knochenkrankheiten
1959	Knochenszintigrafie mit radioaktivem Strontium
1960	Anwendung von markiertem Chlormerodrin für die Nierenszintigrafie
1962	Knochenszintigrafie mit radioaktivem Fluor
1963	Anwendung von markierten Albumin-Partikeln zur Lungenuntersuchung
1964	Anwendung von Technetium-99m zur Hirnszintigrafie
	Anwendung von mit radioaktivem Selen markiertem Methionin zur Pankreasdarstellung
1968	Einführung von Gallium-67 zur Tumorszintigrafie

Der großen Bedeutung, die den radioaktiven Arzneimitteln in Diagnostik und Therapie zukommt, wurde auch durch Aufnahme entsprechender Monografien in die Pharmakopöen Rechnung getragen.

Als erstes Arzneibuch beschreibt die U.S.P.XV (1955) Natriumjodid(^{131}J)-lösung unter der Bezeichnung „Sodium radioiodide (^{131}I) solution“. 1958 folgt die Britische Pharmakopöe, sie enthält neben Natriumjodid(^{131}J) auch Natriumphosphat(^{32}P) in Form verschiedener Zubereitungen.

Unter der Bezeichnung „Radioaktive Arzneizubereitungen“ fanden 17 Präparate Eingang in das DAB 7-DDR, die Ausarbeitung von Monografien wird im 2. AB-DDR fortgesetzt.

In der Zwischenzeit sind Monografien für radioaktive Arzneimittel in allen modernen Pharmakopöen enthalten, wobei jedoch die Anzahl starken Schwankungen unterliegt.

Eine Übersicht über die in den gültigen Pharmakopöen beschriebenen Präparate gibt Tabelle 2, wobei wegen der Unterschiedlichkeit in den Bezeichnungen bzw. wegen des Vorliegens mehrerer Arzneiformen der gleichen Substanz jeweils nur die zugrunde liegende Verbindung genannt wird.

Tabelle 2
Zusammenstellung der in den gültigen Pharmakopöen enthaltenen radioaktiven Arzneimittel

Nuklid	Verbindung	Pharmakopöe									
		1	*2*	*3*	*4*	*5*	*6*	*7*	*8*	*9*	*10*
^{24}Na	Natriumchlorid	×									
^{32}P	Natriumphosphat	×	×	×		×	×	×	×	×	×
^{42}K	Kaliumchlorid	×									
^{51}Cr	Chromchlorid	×									
	Natriumchromat	×		×	×	×	×	×	×		×
^{57}Co	Vitamin B_{12}	×						×		×	×
^{58}Co	Vitamin B_{12}	×				×		×		×	
^{59}Fe	Eisenchlorid	×									
	Eisenzitrat	×								×	
^{75}Se	Selenomethionin									×	
^{85}Sr	Strontiumchlorid										×
^{90}Y	Yttriumoxid				×						
^{99m}Tc	Natriumpertechnetat			×				×		×	×
	Albuminpartikel										×
	Schwefelkolloid										×
^{125}J	Natriumjodid	×						×		×	
	Albumin	×								×	×
	Hippurat	×									
^{131}J	Natriumjodid	×	×	×	×	×		×	×	×	×
	Albumin	×				×				×	×
	Albuminpartikel	×								×	
	Hippurat	×		×			×	×		×	×
	Rose bengale	×		×				×			×
^{133}Xe	Gas									×	
^{197}Hg	Chlormerodrin							×		×	×
^{198}Au	kolloidales Gold	×		×	×	×		×	×	×	

Zuordnung der Zahlen:

1 2. AB-DDR
2 Rumänische Pharmakopöe, VIII. Ausgabe
3 Tschechoslowakische Pharmakopöe, III. Ausgabe
4 Ungarische Pharmakopöe, VI. Ausgabe
5 Schweizerische Pharmakopöe, VI. Ausgabe
6 Pharmakopöe der UdSSR, X. Ausgabe
7 Französische Pharmakopöe, IX. Ausgabe
8 Jugoslawische Pharmakopöe, III. Ausgabe
9 Britische Pharmakopöe, Ausgabe 1973
10 Pharmakopöe der USA, XIX. Ausgabe

3. Radioaktivität und Kernumwandlung [83]

Unter *Radioaktivität* wird die spontane Umwandlung instabiler Atomkerne unter gleichzeitiger Abgabe von Energie verstanden. Die Energieabgabe tritt als ionisierende Strahlung in Erscheinung, die je nach Art der Kernumwandlung verschiedene Ausgangspunkte hat.
Die radioaktive Umwandlung, oft auch als radioaktiver Zerfall bezeichnet, führt entweder direkt oder über eine unterschiedliche Zahl von Zwischenstufen zu einem stabilen Atomkern. Die ionisierende Strahlung kann aus geladenen Teilchen oder aus Quanten bestehen. Die Emission geladener Teilchen führt dabei zu gesetzmäßigen Veränderungen des Atomkerns, die im „radioaktiven Verschiebungssatz" fixiert sind.
Die radioaktive Umwandlung ist ein statistischer Vorgang, der mathematisch durch das Umwandlungsgesetz (bzw. Zerfallsgesetz) beschrieben wird:

$$\ln \frac{N_0}{N_t} = \lambda \times t$$

$$N_t = N_0 \times e^{-\lambda t}$$

oder

N_0 = Anzahl der Atome zur Zeit $t = 0$
N_t = Anzahl der Atome zur Zeit t
λ = Umwandlungs- bzw. Zerfallskonstante

Für den Zeitpunkt, an dem die ursprünglich vorhandene Radioaktivität auf die Hälfte abgeklungen ist, bekommt die Gleichung die Form

$$t = \frac{\ln 2}{\lambda} = \frac{0{,}693}{\lambda} = T_{1/2}.$$

$T_{1/2}$ wird als Halbwertszeit eines Radionuklids bezeichnet und ist ebenso wie λ eine charakteristische Konstante des jeweiligen Radionuklids.

3.1. Arten der radioaktiven Umwandlung

Die Alpha-Umwandlung

Die Alpha-Umwandlung tritt in der Hauptsache bei Kernen mit einer Ordnungszahl über 82 sowie innerhalb der natürlichen radioaktiven Zerfallsreihen auf.
α-Teilchen sind schnell bewegte Heliumkerne mit kinetischen Energien im Bereich von 4 bis 9 MeV. Durch den Verlust eines α-Teilchens entsteht ein neuer Atomkern, dessen Massenzahl um 4 Einheiten und dessen Ordnungszahl um 2 Einheiten kleiner ist als die entsprechende Zahl des Ausgangskerns.
Beispiel:

$$^{226}_{88}Ra \rightarrow {}^{222}_{86}Rn + {}^{4}He^{++}$$

Für radioaktive Arzneimittel auf der Basis künstlicher Radionuklide hat die Alpha-Umwandlung keine Bedeutung.

Die Beta-Umwandlung

Der bei der Beta-Umwandlung entstehende neue Atomkern unterscheidet sich vom Ausgangskern in der Ordnungszahl um eine Einheit, während die Massenzahl praktisch konstant bleibt. Es werden 3 Arten der Beta-Umwandlung unterschieden:

— Umwandlung unter Emission eines Elektrons (β^--Umwandlung),
— Umwandlung unter Emission eines Positrons (β^+-Umwandlung),
— Umwandlung durch Elektroneneinfang *(E-Einfang)*.

Auf das die Beta-Umwandlung begleitende Neutrino wird in diesem Rahmen nicht eingegangen.

Die *β^--Umwandlung* beruht darauf, daß im Atomkern ein Neutron in ein Proton übergeht unter gleichzeitiger Emission eines Elektrons. Diese Reaktion führt zu einem Element mit einer um eine Einheit *höheren* Ordnungszahl.

Beim Durchgang durch Materie wird die β^--Strahlung durch Wechselwirkung mit den Elektronen der Atomhülle abgebremst und verliert dabei ihre kinetische Energie. Die Reichweite hängt dabei vom absorbierenden Material und von der Energie der β^--Teilchen ab. Drückt man die Reichweite R in der Dimension $g \times cm^{-2}$ aus, so erhält man für die maximale Reichweite R^{max} eines Betastrahlers einen nahezu nur von der Energie abhängigen Wert. Die Bestimmung der maximalen Reichweite kann daher auch für die Identitätsprüfung eines Betastrahlers herangezogen werden.

Bei der *β^+-Umwandlung* wird ein Positron emittiert, das durch Umwandlung eines Protons in ein Neutron entsteht. Diese Reaktion liefert einen Atomkern mit einer um eins *niedrigeren* Ordnungszahl. Positronen haben eine sehr kurze Lebensdauer, beim Zusammentreffen abgebremster Positronen mit Elektronen kommt es zur Vereinigung beider Teilchen unter Umwandlung in 2 γ-Quanten:

$$e^+ + e^- \rightarrow 2\gamma$$

Die dabei auftretende Strahlung, *Vernichtungsstrahlung* genannt, ist eine charakteristische Begleiterscheinung der β^+-Umwandlung.

Beim Elektroneneinfang wird vom Atomkern ein Elektron aus den inneren Elektronenschalen eingefangen und von einem Proton aufgenommen, das dadurch zum Neutron wird. Der Folgekern dieser Reaktion ist der gleiche wie bei der β^+-Umwandlung. Der Elektroneneinfang geschieht bevorzugt aus der K-Schale, man spricht dann vom *K-Einfang*. Die entstehende Lücke in der Elektronenschale wird aus anderen Schalen aufgefüllt. Die dabei auftretende Röntgenstrahlung ist charakteristisch für den E-Einfang.

Gamma-Strahlung

Alpha- oder Beta-Umwandlung können dazu führen, daß der entstehende Kern zunächst in einem angeregten Zustand, also einem Zustand höherer Energie verbleibt. Die Rückkehr in den Grundzustand kann dann durch einen γ-Übergang erfolgen, die dabei abgegebene Energie wird als γ-Strahlung nachweisbar.

Beim Durchgang durch Materie werden γ-Strahlen weniger absorbiert als α- oder β-Strahlen. Bei der Absorption von γ-Strahlen kann es zu 3 verschiedenen Effekten kommen, deren Eintritt von der Energie der Strahlung abhängig ist:

— Photoelektrischer Effekt,

— COMPTON-Effekt,
— Paarbildung.

Der *photoelektrische Effekt* tritt bei γ-Strahlung geringer Energie auf. Beim Zusammenprall mit einem Atom gibt das γ-Quant seine Energie an ein Elektron ab, das daraufhin aus dem Atom emittiert wird.

Bei höherer Energie kommt es zum COMPTON-*Effekt*. Dabei gibt das γ-Quant beim Zusammenprall mit einem Elektron nicht seine gesamte Energie ab, so daß neben dem emittierten Elektron noch ein γ-Quant mit verminderter Energie verbleibt.

Die *Paarbildung* ist als Umkehrung der Vernichtungsstrahlung anzusehen, sie ist die Folge einer Wechselwirkung zwischen Atomkern und γ-Quanten, deren Energie einen Betrag von mindestens 1.02 MeV aufweisen muß, um die Bildung eines Elektrons und eines Positrons zu bewirken.

4. Messung der Radioaktivität

Da die Zahl der Atomkerne eines Radionuklids nicht direkt gemessen werden kann, muß man auf die Bestimmung ihr proportionaler Größen zurückgreifen. Als dafür geeignet hat sich die Umwandlungsrate erwiesen, welche die Anzahl der sich in der Zeiteinheit umwandelnden Atomkerne eines Radionuklids angibt und damit der Radioaktivität gleichgesetzt werden kann:

$$-\frac{dN}{dt} = \lambda N = A$$

Die Einheit der Radioaktivität nach dem SI ist das *Becquerel*. Die Definition lautet:

$$1\ \text{Bq} = 1\ \text{s}^{-1}.$$

Daneben ist die aus dem natürlichen radioaktiven Zerfall abgeleitete Einheit *Curie* zur Zeit noch gültig. 1 Curie ist definiert als $3{,}7 \times 10^{10}$ Umwandlungen je Sekunde. Es gilt daher

$$1\ \text{Ci} = 3{,}7 \times 10^{10}\ \text{s}^{-1} = 3{,}7 \times 10^{10}\text{Bq}.$$

Aus der Radioaktivität läßt sich bei Kenntnis der Halbwertszeit die Masse eines Radionuklids errechnen nach der Beziehung

$$m = 2{,}40 \times 10^{-24} \times A \times M \times T_{1/2}.$$

m = Masse des Nuklids
A = Radioaktivität
M = Massenzahl des Nuklids

In Tabelle 3 sind für einige medizinisch verwendete Radionuklide die auf 1 Millicurie bezogenen Massen aufgeführt.

Tabelle 3
Masse einiger medizinisch verwendeter Radionuklide, berechnet für eine Radioaktivität von 1 mCi (37 MBq)

Nuklid	Halbwertszeit	Masse in Gramm
^{24}Na	15,0 h	$1,15 \times 10^{-10}$
^{32}P	14,3 d	$3,52 \times 10^{-9}$
^{51}Cr	27,8 d	$1,09 \times 10^{-8}$
^{57}Co	270,0 d	$1,18 \times 10^{-7}$
^{58}Co	71,3 d	$3,18 \times 10^{-8}$
^{59}Fe	45,0 d	$2,04 \times 10^{-8}$
^{75}Se	120,0 d	$6,93 \times 10^{-8}$
^{85}Sr	65,0 d	$4,25 \times 10^{-8}$
^{125}J	57,4 d	$5,52 \times 10^{-8}$
^{131}J	8,05 d	$8,12 \times 10^{-9}$
^{197}Hg	64,5 h	$4,07 \times 10^{-9}$
^{198}Au	64,8 h	$4,11 \times 10^{-9}$

5. Identitätsprüfung radioaktiver Arzneimittel

Als wesentlichster Bestandteil eines radioaktiven Arzneimittels ist das darin enthaltene Radionuklid anzusehen. Die Identitätsprüfung gilt daher in erster Linie auch diesem Radionuklid. Charakteristische chemische Reaktionen, die sonst bei Arzneimitteln für diese Prüfung angewandt werden, scheiden bei Radionukliden aus, da diese zum einen in nur geringsten, unwägbaren Mengen vorliegen und zum anderen sich in ihrem chemischen Verhalten von stabilen Isotopen des gleichen Elements nicht unterscheiden. Die Identitätsprüfung stützt sich daher auf meßbare Charakteristika der radioaktiven Umwandlung.

5.1. Bestimmung der Halbwertszeit

Die Bestimmung der Halbwertszeit wird vorwiegend zur Identitätsprüfung kurzlebiger Radionuklide eingesetzt. Dazu wird in genau festgehaltenen Zeitabständen über einen Zeitraum von ein oder zwei Halbwertszeiten die Impulsrate, d. h. die Radioaktivität je Zeiteinheit gemessen. Dabei ist wesentlich, daß die Messung stets unter gleichen Bedingungen wiederholt wird, um Meßfehler auszuschließen. Die gemessenen Impulsraten werden in ein Koordinatensystem eingetragen, dessen Ordinate in logarithmischer Teilung die Impulsraten und dessen Abszisse geeignete Zeiteinheiten enthält. Die eingetragenen Meßwerte müssen eine Gerade ergeben, aus der die gesuchte Halbwertszeit als Zeitdifferenz zweier Punkte, deren Impulsraten sich wie 2:1 verhalten, ermittelt wird. Bei längerer Meßzeit, etwa über einen Zeitraum von 10 Halbwertszeiten, läßt sich diese Methode auch zur Prüfung der Reinheit eines Radionuklids verwenden, da die Anwesenheit von fremden, längerlebigen Radionukliden eine Abweichung von der Geraden verursachen würde. Dieser Zeitraum überschreitet allerdings in allen Fällen die Verwendbarkeitsdauer eines radioaktiven Arzneimittels. Das Verfahren hat daher vor allem für die ständige Produktionsüberwachung Bedeutung.

5.2. Bestimmung der maximalen Reichweite

Die Bestimmung der maximalen Reichweite ist zur Identitätsprüfung von β^--Strahlern anwendbar. Da die Betastrahlung ein kontinuierliches Energiespektrum aufweist, gibt es Teilchen mit einer maximalen Energie, die beim Durchgang durch Materie auch eine maximale Reichweite haben.
Zur Bestimmung dieser charakteristischen Größe verfährt man so, das zwischen das zu prüfende Präparat und das Zählrohr Aluminiumscheiben mit bekannter Dicke (ausgedrückt in g/cm^2) gebracht werden und die Impulsrate gemessen wird. Die Messung wird mit Aluminiumscheiben steigender Dicke wiederholt, die Impulsraten nehmen dabei ständig ab bis zum Erreichen eines Minimalwertes. Die erhaltenen Impulsraten werden als Ordinate über der Absorberdicke als Abszisse aufgetragen, wobei die Absorption der Strahlen durch die Luftschicht und das Zählrohrfenster mit zu berücksichtigen ist. Die Extrapolation der Kurve bis zum Schnittpunkt mit der Abszisse ergibt den Wert für die maximale Reichweite, ausgedrückt in g/cm^2.

5.3. Bestimmung des Massenabsorptionskoeffizienten

Die Absorption von Beta- und Gammastrahlen läßt sich mathematisch durch die Gleichung

$$N = N_0 \times e^{-\mu d}$$

N_0 = Impulsrate vor der Absorption
N = Impulsrate nach der Absorption
μ = Absorptionskoeffizient
d = Dicke des absorbierenden Materials

ausdrücken.
Der Wert des Absorptionskoeffizienten ist von der Energie der Strahlung abhängig und der Dichte des Absorbermaterials annähernd proportional. Setzt man den Absorptionskoeffizienten ins Verhältnis zur Dichte, so erhält man als charakteristische Konstante den Quotienten μ/ϱ, der als Massenabsorptionskoeffizient bezeichnet wird. Zu seiner Bestimmung wird, wie unter „Bestimmung der maximalen Reichweite" angegeben, verfahren. Die erhaltenen Impulsraten werden logarithmisch über der Absorberdicke aufgetragen, wobei sich annähernd eine Gerade ergeben muß. Aus dieser Geraden wird die Halbwertsdicke $d_{1/2}$, d. h. die Absorberdicke, die eine Reduzierung der Impulsrate auf den halben Wert hervorruft, ermittelt. Mit Kenntnis dieser Halbwertsdicke läßt sich der Massenabsorptionskoeffizient berechnen aus der Beziehung

$$\mu = \frac{0{,}693}{d_{1/2}}.$$

5.4. Bestimmung der Gamma-Energie

Im Gegensatz zu den vorstehend beschriebenen Verfahren sind für die Bestimmung der Gammaenergie kompliziertere Geräte erforderlich, die als Ein- oder Vielkanal-Analysatoren bezeichnet werden. Bei der Aussendung von Gammaquanten entsteht ein diskretes Linienspektrum, dessen Linien mit definierten Energien identisch sind. Das Prinzip der Messung beruht nun darauf, daß von dem Analysator jeweils nur ein bestimmter, festlegbarer Energiebereich, der sogenannte „Kanal", erfaßt wird und somit nur Impulse registriert werden, die in diesen Kanal fallen. Durch fortlaufende Verschiebung des Kanals wird nacheinander der gesamte Energiebereich abgetastet. Die registrierte Impulsverteilung wird von einem nachgeschalteten Schreiber als Kurve aufgezeichnet, wobei die registrierten Impulse als Peaks erscheinen, die nach Eichung des Analysators mit Radionukliden bekannter Gammaenergien dann einem bestimmten Energiebetrag zugeordnet werden können und damit die Identifizierung des untersuchten Radionuklids ermöglichen.

6. Gehaltsbestimmung radioaktiver Arzneimittel

Radioaktive Arzneimittel werden bei der Applikation nicht nach der Stoffmenge, sondern nach der Radioaktivität dosiert. Daher gilt auch die Gehaltsbestimmung in erster Linie dem Radionuklid.

Methoden der Absolutbestimmung der Radioaktivität sind zwar möglich, sie scheiden jedoch infolge des dazu notwendigen hohen meßtechnischen Aufwandes aus. Die Bestimmung der Radioaktivität wird daher in den Pharmakopöen als Vergleichsmessung gegen einen Standard des gleichen Radionuklids durchgeführt. Die zu bestimmende Radioaktivität ergibt sich dabei aus der für einen aliquoten Teil des radioaktiven Arzneimittels gemessenen Impulsrate, die zu der für die definierte Radioaktivität des Standards gemessenen Impulsrate in Beziehung gesetzt wird.

Das im DAB 7-DDR beschrieben Verfahren der Messung gegen einen Similestandard, d. h. gegen ein Radionuklid mit langer Halbwertszeit und einer dem zu bestimmenden Radionuklid ähnlichen Strahlungscharakteristik, wird wegen der damit verbundenen Ungenauigkeit nicht mehr verwendet.

Bei der Bestimmung der Radioaktivität ist eine Reihe von Faktoren zu beachten, dic die Messung wesentlich beeinflussen können und damit eine Verfälschung der Meßergebnisse bewirken. Diese Faktoren sind im 2. AB-DDR im einzelnen aufgeführt.

7. Herstellung künstlicher Radionuklide [47, 58, 68, 70]

Die für die Herstellung von radioaktiven Arzneimitteln benötigten Radionuklide werden entweder im Kernreaktor oder im Zyklotron gewonnen. Dabei werden nicht-radioaktive Ausgangsmaterialien (das Target) entweder mit ungeladenen Teilchen (Neutronen) oder elektrisch geladenen Teilchen (z. B. Protonen) „bombardiert", wodurch Kernprozesse ausgelöst werden, die zur Bildung künstlicher Radionuklide führen.

Da Neutronen als ungeladene Teilchen viel leichter in den Atomkern eindringen können als geladene Teilchen, ist der Kernreaktor mit der darin vorliegenden hohen Neutronendichte die wichtigste Anlage zur Herstellung künstlicher Radionuklide.

7.1. Kernreaktor und Zyklotron

Von dem im Kernreaktor und im Zyklotron möglichen Kernprozessen haben für das hier zu betrachtende Gebiet Bedeutung:

1. (n,γ)-Prozesse

Prozesse dieser Art werden durch die sog. „thermischen" Neutronen, d. h. Neutronen mit geringer Energie (< 1 keV), ausgelöst. Vom Atomkern des Targetmaterials wird dabei ein Neutron eingefangen, die überschüssige Energie wird in Form von γ-Quanten abgegeben. Bei dieser Reaktion bleibt die Ordnungszahl unverändert, Ausgangsatom und entstandenes Atom sind also Isotope des gleichen chemischen Elementes.

Beispiel:

$$^{31}_{15}P + ^{1}_{0}n \rightarrow ^{32}_{15}P + \gamma$$

Diese Reaktion kann (ebenso wie alle anderen Kernreaktionen) in verkürzter Form dargestellt werden:

$$^{31}_{15}P\ (n,\gamma)\ ^{32}_{15}P$$

Das erste Symbol in der Klammer steht für das eingefangene Teilchen, das zweite Symbol für das emittierte Teilchen bzw. Quant.

Tabelle 4
Medizinisch verwendete Radionuklide, die durch (n, γ)-Reaktionen herstellbar sind

entstehendes Nuklid	Ausgangsnuklid	Häufigkeit des Ausgangsnuklids im natürlichen Isotopengemisch (in %)
^{24}Na	^{23}Na	100
^{32}P	^{31}P	100
^{35}S	^{34}S	4,2
^{42}K	^{41}K	6,91
^{45}Ca	^{44}Ca	2,06
^{51}Cr	^{50}Cr	4,31
^{55}Fe	^{54}Fe	5,84
^{59}Fe	^{58}Fe	0,31
^{60}Co	^{59}Co	100
^{64}Cu	^{63}Cu	69,1
^{75}Se	^{74}Se	0,87
^{89}Sr	^{88}Sr	82,56
^{169}Yb	^{168}Yb	0,14
^{197}Hg	^{196}Hg	0,146
^{198}Au	^{197}Au	100
^{203}Hg	^{202}Hg	29,8

2. (n,p)-Prozesse

Prozesse dieser Art werden vorwiegend von schnellen Neutronen, d. h. Neutronen mit hoher Energie (>0,5 MeV) ausgelöst. Der Atomkern des Targetmaterials fängt ein Neutron ein und emittiert ein Proton. Die Massenzahl bleibt daher bei dieser Reaktion unverändert, die Ordnungszahl jedoch wird um eine Einheit kleiner. Ausgangsatom und entstandenes Atom gehören zu verschiedenen chemischen Elementen. (n,p)-Prozesse bieten daher die Möglichkeit (wie alle Kernprozesse, die mit einer Änderung der Ordnungszahl verbunden sind), inaktives Ausgangsmaterial und radioaktives Endprodukt auf chemischem Wege voneinander zu trennen.

Beispiel:

$$^{32}_{16}S(n,p)^{32}_{15}P$$

Tabelle 5
Medizinisch verwendete Radionuklide, die durch (n,p)-Reaktionen herstellbar sind

entstehendes Nuklid	Ausgangsnuklid	Häufigkeit des Ausgangsnuklids im natürlichen Isotopengemisch (in %)
^{24}Na	^{24}Mg	78,6
^{32}P	^{32}S	95,05
^{35}S	^{35}Cl	75,4
^{42}K	^{42}Ca	0,64
^{59}Fe	^{59}Co	100
^{60}Co	^{60}Ni	26,16
^{64}Cu	^{64}Zn	48,9
^{89}Sr	^{89}Y	100
^{198}Au	^{198}Hg	10,02
^{203}Hg	^{203}Tl	29,5

3. (n,f)-Prozesse

Prozesse dieser Art sind Spaltungsreaktionen, die in schweren Atomkernen (z. B. des Urans) beim Einfang von Neutronen ablaufen. Diese Spaltung führt zu einem komplizierten Gemisch radioaktiver Folgeprodukte, die verschiedenen Elementen zuordbar sind. Auf chemischem Wege lassen sich aus diesem Gemisch eine Reihe wichtiger Radionuklide gewinnen.

4. (d,p)-Prozesse

Prozesse dieser Art erfolgen im Zyklotron, sie erfordern künstlich beschleunigte Deuteronen. Vom Targetkern wird ein Deuteron aufgenommen, ein Proton wird abgegeben. Es entsteht also ein Isotop des als Target verwendeten Elementes mit einer um eins erhöhten Massenzahl.

Beispiel:

$$^{23}_{11}Na\,(d,p)\,^{24}_{11}Na$$

5. (d,2n)-Prozesse

Diese Prozesse erfordern ebenfalls ein Zyklotron.Die Kernreaktion führt bei gleichbleibender Massenzahl zu einer um eins erhöhten Ordnungszahl, also zu einer anderen Element.

Beispiel:

$$^{65}_{29}Cu\ (d, 2n)\ ^{65}_{30}Zn$$

Tabelle 6

Medizinisch verwendete Radionuklide, die im Zyklotron herstellbar sind

entstehendes Nuklid	Ausgangsnuklid	Kernprozeß
^{18}F	^{18}O	p,n
^{24}Na	^{23}Na	d,p
^{32}P	^{31}P	d,p
^{35}S	^{34}S	d,p
^{42}K	^{41}K	d,p
^{45}Ca	^{44}Ca	d,p
^{51}Cr	^{50}Cr	d,p
	^{51}V	p,n
^{55}Fe	^{54}Fe	d,p
	^{55}Mn	p,n
^{59}Fe	^{58}Fe	d,p
^{57}Co	^{56}Fe	d,n
^{58}Co	^{57}Fe	d,n
^{64}Cu	^{64}Ni	p,n
^{67}Ga	^{66}Zn	d,n
^{75}Se	^{75}As	p,n
	^{75}As	d,2n
^{85}Sr	^{85}Rb	p,n
^{89}Sr	^{88}Sr	d,p
^{99}Mo	^{98}Mo	d,p
^{111}In	^{110}Cd	d,n
	^{111}Cd	p,n
^{125}J	^{124}Te	d,n
^{197}Hg	^{197}Au	p,n
	^{197}Au	d,2n
^{198}Au	^{197}Au	d,p
	^{198}Pt	p,n
^{203}Hg	^{202}Hg	d,p

7.2. Radionuklidgeneratoren

Durch die Entwicklung der Radionuklidgeneratoren (engl. „cow") ist auch die medizinische Anwendung von Radionukliden mit Halbwertszeiten im Bereich von wenigen Stunden möglich geworden. Das Prinzip der Radionuklidgeneratoren besteht darin, daß ein radio-

aktives „Mutternuklid" bei der Umwandlung ein ebenfalls radioaktives „Tochternuklid" erzeugt, das auf einfache Weise abtrennbar ist.
Radionuklidgeneratoren bestehen aus einem Glasgefäß mit einer engporigen Glasfritte als Boden. In dem Glasgefäß befinden sich ein Adsorbens, welches das radioaktive Mutternuklid fest bindet (z. B. Aluminiumoxid). Das beim Zerfall gebildete Tochternuklid wird vom Adsorbens nicht gebunden und läßt sich mit einem geeigneten Elutionsmittel (z. B. isotonische Natriumchloridlösung) durch die Fritte hindurch abtrennen. Das Tochternuklid bildet sich immer wieder nach und kann erneut eluiert werden. Dieser Vorgang ist in Abhängigkeit von der Halbwertszeit des Mutternuklids in bestimmten Zeitabständen wiederholbar; die Grenze der Verwendbarkeit wird vom Abklingen der Radioaktivität des Mutternuklids bestimmt, sie kann von 2 Wochen bis zu mehreren Monaten reichen. Die wichtigsten gegenwärtig verwendeten Radionuklidgeneratoren sind in Tabelle 7 zusammengestellt.

Tabelle 7
Radionuklidgeneratoren zur Herstellung medizinisch verwendeter Radionuklide

Mutternuklid	Halbwertszeit	Umwandlungsart	Tochternuklid	Halbwertszeit
$^{68}_{32}Ge$	280 d	E-Einfang	$^{68}_{31}Ga$	68 min
$^{87}_{39}Y$	80 h	E-Einfang	$^{87m}_{38}Sr$	2,8 h
$^{99}_{42}Mo$	67 h	β^-	$^{99m}_{43}Tc$	6,0 h
$^{113}_{50}Sn$	118 d	E-Einfang	$^{113m}_{49}In$	1,7 h
$^{132}_{52}Te$	3,2 d	β^-	$^{132}_{53}J$	2,3 h

8. Herstellung und Reinheitsprüfung radioaktiver Arzneimittel

Die in diesem Abschnitt enthaltenen Angaben zur Herstellung radioaktiver Arzneimittel beschreiben nur das Prinzip des Verfahrens.
Die Reinheitsprüfung, die bei radioaktiven Arzneimitteln die wichtigste Prüfung ist, wird in 2 Arten unterteilt:
— Prüfung der Radionuklidreinheit
— Prüfung der radiochemischen Reinheit.
Unter *Radionuklidreinheit* wird der prozentuale Anteil des deklarierten Radionuklids an der Gesamtradioaktivität des Arzneimittels verstanden.
Radionuklidverunreinigungen sind durch unvermeidbare Nebenreaktionen bei der Herstellung des Radionuklids bedingt, sie können entweder aus anderen radioaktiven Isotopen des gleichen Elements oder aus fremden Radionukliden bestehen. Sie können im Körper ein anderes physiologisches Verhalten zeigen (und dadurch eine unerwünschte Strahlenbelastung hervorrufen) und durch ihre andersartige Strahlungscharakteristik die Ergebnisse der Radioaktivitätsmessung verfälschen. Aus diesem Grund müssen für die Radionuklidreinheit Mindestforderungen festgelegt werden.
Unter *radiochemischer Reinheit* wird der prozentuale Anteil der deklarierten chemischen Verbindung an der Gesamtradioaktivität des Arzneimittels verstanden.

Auch für diesen Parameter müssen Mindestforderungen erhoben werden, um Fehlinterpretationen und vor allem unerwünschte Strahlenbelastungen anderer Organe durch das abweichende physiologische Verhalten der radiochemischen Verunreinigungen weitestgehend einzuschränken.
Während der Dauer der Verwendbarkeit des radioaktiven Arzneimittels unterliegt sowohl die Radionuklidreinheit (bedingt durch die unterschiedlichen Halbwertszeiten) als auch die radiochemische Reinheit (bedingt durch radiolytische Umwandlung) einer zahlenmäßigen Änderung. Angaben zu diesen beiden Parametern sind daher immer auf ein bestimmtes Meßdatum zu beziehen.
Im nachfolgenden wird nur auf die Grundlagen der Prüfung hingewiesen. Ausführlichere Angaben zur Prüfung erfolgen, wenn das Arzneimittel im 2. AB-DDR noch nicht bzw. im Kommentar zum DAB-7-DDR nicht enthalten ist.

^{24}Na-Natriumchlorid

Herstellung: Natrium-24 wird durch Neutronenbestrahlung hochreiner Natriumsalze im Kernreaktor hergestellt:

$$^{23}\text{Na} \quad (n, \gamma) \quad ^{24}\text{Na}$$

Das bestrahlte Produkt wird in das Chlorid überführt.
Radionuklidreinheit: Natrium ist ein Reinelement. Fremdnuklide können daher nur aus Verunreinigungen der Natriumsalze herrühren, sodaß die Prüfung als Qualitätskontrolle des Targetmaterials gilt
Radiochemische Reinheit: Radiochemische Verunreinigungen sind nicht zu erwarten.

^{32}P-Natriumphosphat

Herstellung: Phosphor-32 kann durch Neutronenbestrahlung von natürlichem Phosphor oder von hochreinem Schwefel hergestellt werden:

$$^{31}\text{P} \quad (n, \gamma) \quad ^{32}\text{P} \qquad\qquad ^{32}\text{S} \quad (n, p) \quad ^{32}\text{P}$$

Das erste Verfahren ergibt ein Gemisch von radioaktivem und inaktivem Phosphor, beim zweiten Verfahren ist ein chemische Abtrennung möglich, die ein trägerfreies Präparat liefert.
Radionuklidreinheit: Die bei der Bestrahlung von Phosphor entstehenden Fremdnuklide sind kurzlebig und daher bis zur Auslieferung der Arzneifertigware abgeklungen. Aus Schwefel können neben ^{32}P die zwar schwachen, aber längerlebigen Nuklide ^{33}P und ^{35}S entstehen. Gefordert wird eine Reinheit von mindestens 98% ^{32}P.
Radiochemische Reinheit: Bei der Umwandlung des erhaltenen ^{32}P in Phosphat können neben dem für die medizinische Anwendung verlangten Orthophosphat auch Meta-, Pyro- und Polyphosphat entstehen. Die Auftrennung der einzelnen Komponenten erfolgt papierchromatografisch, der Anteil an Orthophosphat muß größer als 98% sein. Außer dem im 2. AB-DDR angegebenem Laufmittel finden auch Gemische von tertiärem Butanol-Wasser-Ameisensäure oder Azeton-Wasser-Trichloressigsäure Anwendung [5, 21, 33, 63, 88, 93].

^{42}K-Kaliumchlorid

Herstellung: Kalium-42 wird durch Neutronenbestrahlung von hochreinen Kaliumsalzen im Kernreaktor hergestellt:

$$^{41}\text{K} \quad (\text{n}, \gamma) \quad ^{42}\text{K}$$

Die bestrahlten Kaliumsalze werden in das Chlorid überführt.
Radionuklidreinheit: Die Neutronenbestrahlung von Kalium führt auf Grund der natürlichen Isotopenzusammensetzung nur zu Kalium-42. Fremdnuklide können daher nur von Verunreinigungen der Kaliumsalze herrühren, so daß die Prüfung eine Qualitätskontrolle des eingesetzten Targetmaterials darstellt.
Radiochemische Reinheit: Radiochemische Verunreinigungen sind nicht zu erwarten.

^{51}Cr-Natriumchromat

Herstellung: Bei der Bestrahlung von Chromtrioxid nach der Reaktion

$$^{50}\text{Cr} \quad (\text{n}, \gamma) \quad ^{51}\text{Cr}$$

erhält man auf Grund des geringen Anteils an Chrom-50 im natürlichen Isotopengemisch nur Prärparate von geringer spezifischer Radioaktivität.
Für die Herstellung von hochaktivem Chrom-51, wie es speziell für Markierungszwecke erforderlich ist, muß daher entweder das Targetmaterial an Chrom-50 angereichert werden oder die Herstellung unter Ausnutzung des SZILARD-CHALMERS-Effektes [34] erfolgen. Dazu wird Kaliumchromat mit Neutronen bestrahlt, das sich bildende Chrom-51 geht durch den genannten Effekt in die dreiwertige Form über, in der es durch Säulenchromatografie abgetrennt und weiterverarbeitet werden kann.
Radionuklidreinheit: Das infolge der Isotopenzusammensetzung parallel entstehbare Isotop Chrom-55 ist wegen der Halbwertszeit von nur wenigen Minuten als Verunreinigung ohne Bedeutung. Fremdnuklide können daher nur von geringen Verunreinigungen des Targets herrühren, so daß eine Radionuklidreinheit von über 99% gefordert werden kann.
Radiochemische Reinheit: Die Forderungen an die radiochemische Reinheit schwanken in den Pharmakopöen zwischen 90 und 97%. Als Verunreinigung kommt nur dreiwertiges Chrom in Frage. Die Prüfung erfolgt in den meisten Fällen papierchromatografisch mit dem Laufmittel Äthanol-Wasser-Ammoniaklösung [21, 33, 61, 62, 65, 93]. Weitere Verfahren beruhen auf der Anwendung von Ionenaustauschersäulen [63] bzw. der Ausfällung des Chromates und der Messung des $^{51}Cr^{3+}$ im Überstand [88].

^{51}Cr-Chromchlorid

Herstellung: Kaliumchromat wird mit Neutronen bestrahlt. Das durch den SZILARD-CHALMERS-Effekt entstehende dreiwertige Chrom-51 wird mittels Säulenchromatografie abgetrennt.
Radionuklidreinheit: Es gelten die Angaben wie unter ^{51}Cr-Natriumchromat.
Radiochemische Reinheit: Die Prüfung wird papierchromatografisch durchgeführt und gilt dem Nachweis von radioaktivem Chromat. Es wird eine radiochemische Reinheit von 100% gefordert.

^{51}Cr-Humanserumalbumin

Herstellung: Humanserumalbumin wird mit ^{51}Cr-Chromchlorid hoher spezifischer Radioaktivität umgesetzt, wobei die Markierung so zu führen ist, daß je Molekül Albumin zur Vermeidung von Denaturierung maximal ein Atom ^{51}Cr gebunden wird.
Radionuklidreinheit: Es gelten die Angaben wie unter ^{51} Cr-Natriumchromat.
Radiochemische Reinheit: Die Prüfung gilt dem Nachweis von nicht gebundenen $^{51}Cr^{3+}$-ionen. Sie wird papierchromatografisch unter Verwendung von Methanol-Wasser (3 + 1) oder dünnschichtchromatografisch auf Sephadex unter Verwendung einer Lösung von Natriumchlorid, Natriumhydrogenkarbonat und Natriumkarbonat (14 g + 3,3 g + 1,3 g/l) als Laufmittel [66] durchgeführt. Es wird eine radiochemische Reinheit von mindestens 99% gefordert.

^{51}Cr-EDTA

Herstellung: ^{51}Cr-Chromchlorid wird in Lösung mit Äthylendiammintetraessigsäure-Dinatriumsalz umgesetzt.
Radionuklidreinheit: Es gelten die Angaben wie unter ^{51}Cr-Natriumchromat.
Radiochemische Reinheit: Die Prüfung gilt dem Nachweis von nicht gebundenen $^{51}Cr^{3+}$-Ionen. Sie wird papierchromatografisch unter Verwendung von Äthanol-Wasser-Ammoniaklösung (25 + 70 + 5) als Laufmittel oder mittels Papierelektrophorese unter Verwendung von 0,05 M Natriumperchloratlösung als Elektrolyt durchgeführt. Die radiochemische Reinheit muß mindestens 99% betragen.

^{57}Co-Zyanokobalamin

Herstellung: Radioaktives Vitamin B_{12} wird durch Biosynthese [8] unter Zusatz von radioaktiven Kobaltsalzen gewonnen. Das erforderliche Kobalt-57 kann durch folgende Kernprozesse hergestellt werden:

$$^{56}Fe(d, n)^{57}Co \qquad ^{58}Ni(p, 2p)^{57}Co$$

Radionuklidreinheit: Die Radionuklidverunreinigungen hängen von den Targetmaterialien ab und sind durch deren natürliche Isotopenzusammensetzung bedingt. Bei der Herstellung aus Nickel wird der zulässige Anteil an Kobalt-60 auf maximal 1% begrenzt.
Radiochemische Reinheit: Die Prüfung gilt dem Nachweis von Kobaltionen, die von der Aufarbeitung des biologischen Materials herrühren können und dem Nachweis der wirksamen Zyanoform des Vitamins.
Die Prüfung auf $^{57}Co^{2+}$-Ionen erfolgt papierchromatografisch. Der Nachweis der Zyanoform, für die in den Pharmakopöen Werte von 90 bzw. 95% gefordert werden, geschieht papierchromatografisch mit dem Laufmittel sek. Butanol-Ammoniaklösung-0,35%ige Kaliumzyanidlösung-Wasser (1000 + 1 + 20 + 300) [88], oder mit dem Laufmittel sek. Butanol-Wasser-Eisessig (75 + 27 + 0,1) nach vorangehender Säulenchromatografie über Karboxymethylzellulose [5, 62, 93].

^{58}Co-Zyanokobalamin

Herstellung: Das für die Biosynthese erforderliche Kobalt-58 kann entweder durch Neutronenbestrahlung von Nickel oder durch Deuteronenbeschuß von Eisen hergestellt werden:

$$^{58}Ni(n, p)^{58}Co \qquad ^{57}Fe(d, n)^{58}Co$$

Radionuklidreinheit: Es gelten die Angaben wie unter ^{57}Co-Zyanokobalamin.
Radiochemische Reinheit: Es gelten die Angaben wie unter ^{57}Co-Zyanokobalamin.

^{59}Fe-Eisenchlorid

Herstellung: Eisen-59 wird im Kernreaktor entweder durch Bestrahlung von spektralreinem Kobalt mit schnellen Neutronen oder durch Bestrahlung von Eisen mit thermischen Neutronen hergestellt:

$$^{59}Co(n, p)^{59}Fe \qquad ^{58}Fe(n, \gamma)^{59}Fe$$

Bei der Herstellung aus Eisen muß dieses zuvor massenspektrometrisch an Eisen-58 angereichert werden.
Das bestrahlte Targetmaterial wird in ^{59}Fe-Eisenchlorid überführt und bei Herstellung aus Kobalt von diesem abgetrennt.
Radionuklidreinheit: Bei der Bestrahlung entsteht je nach verwendetem Ausgangselement ^{60}Co bzw. ^{55}Fe. Der zulässige Anteil an diesen Radionukliden wird auf maximal 0,001 bzw. 2% begrenzt.
Radiochemische Reinheit: Radiochemische Verunreinigungen sind nicht zu erwarten.

^{59}Fe-Eisenaskorbinat

Herstellung: Es gelten die Angaben wie unter ^{59}Fe-Eisenchlorid.
Das entstandene Chlorid wird zu Askorbinat umgearbeitet.
Radionuklidreinheit: Es gelten die Angaben wie unter ^{59}Fe-Eisenchlorid.
Radiochemische Reinheit: Als mögliche Verunreinigung wird kolloidales Eisen angesehen. Die Prüfung erfolgt papierchromatografisch mit dem Laufmittel 5%ige Natriummetaphosphatlösung-0,2 M Kaliumbiphthalatlösung-Azeton-Wasser (6 + 7 + 8 + 17) [66]. Die radiochemische Reinheit muß mindestens 99% betragen.

^{59}Fe-Eisen-II-zitrat

Herstellung: Es gelten die Angaben wie unter ^{59}Fe-Eisenchlorid.
Das entstandene Chlorid wird zu Zitrat umgearbeitet. Die Beständigkeit des zweiwertigen Eisens für die Dauer der Verwendbarkeit wird durch Zusatz von Askorbinsäure gesichert.
Radionuklidreinheit: Es gelten die Angaben wie unter ^{59}Fe-Eisenchlorid.
Radiochemische Reinheit: Es gelten die Angaben wie unter ^{59}Fe-Eisenaskorbinat.

^{75}Se-L-Selenomethionin

Herstellung: ^{75}Se-L-Selenomethionin wird durch Biosynthese unter Zusatz von Natriumselenit(^{75}Se) gewonnen. Das erforderliche Selen-75 wird durch Neutronenbestrahlung von Selenoxid, in dem das Isotop ^{74}Se angereichert ist, hergestellt:

$$^{74}Se(n, \gamma)^{75}Se$$

Radionuklidreinheit: In dem hergestellten Selen-75 sind keine definierten Verunreinigungen zu erwarten.
Radiochemische Reinheit: Die Forderungen für die radiochemische Reinheit schwanken zwischen 90 und 95%, als Verunreinigung kann Selenmethionin-oxid auftreten. Der

Nachweis erfolgt papierchromatografisch unter Verwendung von n-Butanol-Eisessig-Wasser (60 + 15 + 25) als Laufmittel [5, 93].

^{82}Br-Natriumbromid

Herstellung: Brom-82 wird durch Bestrahlung geeigneter Bromverbindungen im Kernreaktor hergestellt:

$$^{81}Br(n, \gamma)^{82}Br$$

Radionuklidreinheit: Die Reinheit des erhaltenen Präparates hängt vom Targetmaterial und der Bestrahlung ab. Es wird eine Radionuklidreinheit von mindestens 98% gefordert.
Radiochemische Reinheit: Radiochemische Verunreinigungen sind nicht zu erwarten.

^{85}Sr-Strontiumchlorid

Herstellung: Strontium-85 wird entweder im Kernreaktor aus angereichertem Strontium-84 oder im Zyklotron durch Deuteronenbeschuß von Rubidium hergestellt:

$$^{84}Sr(n, \gamma)^{85}Sr \qquad ^{85}Rb(d, 2n)^{85}Sr$$

Die Herstellung im Zyklotron ergibt nach der Abtrennung vom Rubidium trägerfreies ^{85}Sr-Strontiumchlorid.
Radionuklidreinheit: Die Art der möglichen Verunreinigungen hängt vom Bestrahlungsprozeß ab. Bei der Herstellung im Kernreaktor wird eine Radionuklidreinheit von mindestens 98%, im Zyklotron von mindestens 99% gefordert.
Radiochemische Reinheit: Radiochemische Verunreinigungen sind nicht zu erwarten.

^{99m}Tc-Technetium-Generator [4]

Herstellung: Technetium-99m ist auf Grund der kurzen Halbwertszeit von nur 6,0 Stunden nicht als Arzneifertigware lieferbar. Es wird daher unmittelbar in der Klinik aus einem Radionuklidgenerator gewonnen, in dem es durch Umwandlung von radioaktivem Molybdän entsteht:

$$^{99}Mo \xrightarrow{\beta^-} {}^{99m}Tc.$$

Das Molybdän-99 ist in der Generatorsäule an Aluminiumoxid adsorbiert, das entstehende Technetium-99m wird in Form von Natriumpertechnetat(^{99m}Tc) mit *Natriumchloridlösung zur Injektion* eluiert. Dieser Vorgang ist periodisch wiederholbar. Bei Verwendung eines Sterilgenerators, d. h. eines geschlossenen Systems, in dem die Generatorsäule fest mit einem steriles Elutionsmittel enthaltendem Gefäß verbunden ist, kann unter Verwendung von evakuierten, sterilisierten Durchstichflaschen ein steriles Eluat erhalten werden.
Die Herstellung des erforderlichen Molybdäns-99 erfolgt entweder im Kernreaktor durch Bestrahlung von angereichertem Molybdän-98 oder durch chemische Aufarbeitung der bei der Bestrahlung von Uran entstehenden Spaltprodukte:

$$^{98}Mo(n, \gamma)^{99}Mo \qquad ^{235}U(n, f)^{99}Mo$$

Radionuklidreinheit: Die Radionuklidreinheit des Generatoreluats muß mindestens 99,9% betragen. Molybdän-99 ist als Verunreinigung in einer Menge von maximal 0,1% zu-

lässig. Bei Verwendung von Molybdän, das aus Spaltprodukten hergestellt wurde, erfolgt eine zusätzliche Begrenzung des zulässigen Anteils an Jod-131 auf 0,005%.
Radiochemische Reinheit: Die Prüfung gilt dem Nachweis des Pertechnetat-Ions. Sie erfolgt papierchromatografisch unter Verwendung von Methanol-Wasser-Mischungen unterschiedlicher Zusammensetzung [5, 62, 88], Azeton-2 M Salzsäure oder 0,3 M Salzsäure [61] als Laufmittel. Es wird eine radiochemische Reinheit von mindestens 95% gefordert.

^{113m}In-Indium-Generator [85]

Herstellung: Hinsichtlich der Herstellung und Nutzung des ^{113m}In-Indium-Generators gelten die gleichen prinzipiellen Angaben wie beim ^{99m}Tc-Technetium-Generator.
Indium-113m zerfällt mit einer Halbwertszeit von 1,7 Stunden, es entsteht aus Zinn-113, das in der Generatorsäule an Zirkonoxidhydrat adsorbiert ist:

$$^{113}\mathrm{Sn} \xrightarrow{\beta^-} {}^{113m}\mathrm{In}\,.$$

Als Elutionsmittel wird 0,05 M Salzsäure verwendet.
Das für die Herstellung des Generators erforderliche Zinn-113 wird im Kernreaktor aus Zinn-112 erzeugt:

$$^{112}\mathrm{Sn}(n, \gamma)^{113}\mathrm{Sn}$$

Radionuklidreinheit: Das Eluat kann als Verunreinigung von der Säule abgelöstes Zinn-113 enthalten, dessen Anteil auf 0,05% begrenzt ist.
Radiochemische Reinheit: Das eluierte Indium-113m muß zu mindestens 99,5% als $^{113m}In^{3+}$-Ion vorliegen. Die Prüfung erfolgt dünnschichtchromatografisch auf Kieselgel mit 0,1 M methanolischer Ammoniumrhodanidlösung.

^{125}J-Natriumjodid

Herstellung: Durch Bestrahlung von Xenongas unter Druck im Kernreaktor entsteht zunächst Xenon-125, das durch Betazerfall in Jod-125 übergeht.

$$^{124}\mathrm{Xe}(n, \gamma)^{125}\mathrm{Xe} \xrightarrow{\beta^-} {}^{125}\mathrm{J}\,.$$

Das entstandene Jod-125 wird vom Xenon abgetrennt und in Natriumjodid(^{125}J) überführt.
Radionuklidreinheit: Als Verunreinigung ist ein Anteil von maximal 1% Jod-126 zulässig.
Radiochemische Reinheit: Bei der Herstellung des Jodids(^{125}J) kann als Verunreinigung Jodat(^{131}J) entstehen, dessen Anteil in den Pharmakopöen auf 3 bzw. 5% begrenzt ist. Die Prüfung erfolgt papierchromatografisch, wobei neben dem im 2. AB-DDR angegebenem Laufmittel auch Methanol-Wasser (3 + 1) Verwendung findet [5, 62, 93], oder elektrophoretisch unter Verwendung verschiedener Elektrolyte [66].

^{125}J-Natrium-jodhippurat

Herstellung: Durch Isotopenaustausch wird in 2-Jodhippursäure das stabile Jod-127 gegen radioaktives Jod-125 ausgetauscht.
Radionuklidreinheit: Es gelten die Angaben wie unter ^{125}J-Natriumjodid.

Radiochemische Reinheit: Die Substanz kann, bedingt durch das Herstellungsverfahren, Jodid(^{125}J) und 2-Jod(^{125}J)-benzoat als Verunreinigung enthalten. Die Prüfung erfolgt papierchromatografisch, wie im 2. AB-DDR angegeben. Neben der getrennten Bestimmung der beiden Komponenten unter Verwendung unterschiedlicher Laufmittel ist auch der gemeinsame Nachweis auf nur einem Chromatogramm mit dem Laufmittel n-Butanol-Dioxan-2M Ammoniaklösung (4 + 1 + 5) möglich [66]. Allerdings liegen die Flecke von Substanz und Verunreinigungen dicht beieinander.

^{125}J-Humanserumalbumin

Herstellung: Aus Natriumjodid(^{125}J) wird durch Zusatz von Oxydationsmitteln oder auf elektrochemischem Weg Jod-125 erzeugt, das in das Albuminmolekül eingebaut wird.
Radionuklidreinheit: Es gelten die Angaben wie unter ^{125}J-Natriumjodid.
Radiochemische Reinheit: Die Forderungen für die radiochemische Reinheit schwanken in den Pharmakopöen zwischen 95 und 98%, als Verunreinigung kommt Jodid(^{125}J) in Frage. Die Prüfung erfolgt entweder papierchromatografisch, wie im 2. AB-DDR angegeben, oder durch Elektrophorese unter Verwendung von Barbital-Puffer als Elektrolyt [93].

^{131}J-Natriumjodid

Herstellung: Durch Bestrahlung von Tellurdioxid im Kernreaktor entsteht zunächst Tellur-131, das durch Betazerfall in Jod-131 übergeht:

$$^{130}\mathrm{Te}(n, \gamma)^{131}\mathrm{Te} \xrightarrow{\beta^-} {}^{131}\mathrm{J}.$$

Das Jod-131 wird durch trockene Destillation aus dem Targetmaterial abgetrennt und in einer alkalischen Pufferlösung absorbiert, wobei Natriumjodid(^{131}J) entsteht.
Zur Herstellung von Na^{131}J-Gelatinekapseln wird die hochkonzentrierte Na^{131}J-Lösung auf Natriumphosphat als Träger aufgetropft.
Radionuklidreinheit: Für Natriumjodid(^{131}J) wird eine Radionuklidreinheit von mindestens 99% gefordert. Die Art der möglichen Verunreinigungen ist vom Bestrahlungsprozeß abhängig.
Radiochemische Reinheit: Für die radiochemische Reinheit wird ein Wert von mindestens 95% gefordert, als Verunreinigung ist Jodat(^{131}J) zulässig. Die Prüfung erfolgt überwiegend papierchromatografisch, wobei neben dem im 2. AB-DDR angegebenem Laufmittel besonders Methanol-Wasser (3 + 1) Verwendung findet [5, 21, 61—64, 93], sie kann aber auch mittels Elektrophorese unter Verwendung verschiedener Elektrolyte durchgeführt werden [60, 66].

^{131}J-Bengalrosa

Herstellung: ^{131}J-Bengalrosa kann nach 2 Verfahren hergestellt werden:
1. Tetrachlorfluoreszein wird mit Jod(^{131}J)-chlorid umgesetzt, wobei Jod-131 durch Substitution in das Molekül eintritt.
2. Inaktives Bengalrosa wird mit Natriumjodid(^{131}J)-lösung behandelt. Unter bestimmten Bedingungen erfolgt dabei ein Isotopenaustausch, das stabile Jod-127 wird partiell durch radioaktives Jod-131 ersetzt.

Radionuklidreinheit: Es gelten die Angaben wie unter ^{131}J-Natriumjodid.

Radiochemische Reinheit: ^{131}J-Bengalrosa kann in Abhängigkeit von der Art der Herstellung neben Jodid(^{131}J) auch unterschiedliche Mengen von Verbindungen enthalten, die weniger als 4 ^{131}J-Atome je Molekül aufweisen. Der für die radiochemische Reinheit geforderte Wert liegt in den einzelnen Pharmakopöen bei 70 bzw. 75 %, die Werte für den zulässigen Jodid(^{131}J)-Anteil schwanken zwischen 3 und 10 %.

Für die papierchromatografische Trennung zur Bestimmung des Jodids(^{131}J) werden neben dem im 2. AB-DDR angegebenen Laufmittel auch amylalkoholgesättigte Ammoniaklösung [62, 93], 1 M Essigsäure [88] oder Äthanol-Ammoniaklösung-Wasser (2 + 1 + 17) [66] verwendet.

Die Trennung der unterschiedlich jodierten Verbindungen erfolgt papier- oder dünnschichtchromatografisch mit dem Laufmittel Chloroform-Ameisensäure (87 + 13) [61, 66].

^{131}J-Natrium-jodhippurat

Herstellung: Durch Isotopenaustausch wird in 2-Jodhippursäure das stabile Jod-127 partiell durch radioaktives Jod-131 ersetzt [69].

Radionuklidreinheit: Es gelten die Angaben wie unter ^{131}J-Natriumjodid.

Radiochemische Reinheit: Hinsichtlich der Durchführung der Prüfung gelten die Angaben wie unter ^{125}J-Natrium-jodhippurat. Die Werte für die geforderte radiochemische Reinheit liegen in den einzelnen Pharmakopöen zwischen 95 und 98 %.

^{131}J-Humanserumalbumin

Herstellung: Die Herstellung erfolgt in Analogie zu ^{125}J-Humanserumalbumin unter Verwendung von Na^{131}J.

Radiochemische Reinheit: Es gelten die Angaben wie unter ^{131}J-Natriumjodid.

Radiochemische Reinheit: Die Forderungen für die radiochemische Reinheit schwanken zwischen 95 und 97 %, als Verunreinigung kommt Jodid(^{125}J) in Frage. Die Prüfung erfolgt entweder papierchromatografisch mit dem im 2. AB-DDR angegebenen Laufmittel oder durch Elektrophorese mit Barbital-Puffer als Elektrolyt [5, 93].

^{131}J-Albumin-Makroaggregate

Herstellung: ^{131}J-Humanserumalbuminlösung wird unter Einhaltung eines bestimmten pH-Wertes erhitzt, dabei bilden sich Partikel mit einer Teilchengröße im Bereich von 20 bis 120 µm.

Radionuklidreinheit: Es gelten die Angaben wie unter ^{131}J-Natriumjodid.

Radiochemische Reinheit: Die Forderungen für die radiochemische Reinheit liegen in den einzelnen Pharmakopöen zwischen 95 und 97 %, als Verunreinigung gilt Jodid(^{131}J). Die Prüfung erfolgt entweder papierchromatografisch, wie im 2. AB-DDR angegebenen, oder durch Zentrifugieren bzw. Filtrieren der Substanz durch ein Membranfilter und Messung der Radioaktivität des Überstandes bzw. des Filtrates [5, 93].

^{131}J-Sulfobromphthalein

Herstellung: Inaktives Sulfobromphthalein wird unter bestimmten Bedingungen mit Jod(^{131}J)-monochlorid behandelt. Dabei tritt durch Substitution das Jod-131 in das Molekül ein.

Radionuklidreinheit: Es gelten die Angaben wie unter ^{131}J-Natriumjodid.
Radiochemische Reinheit: Die Substanz kann neben Jodid(^{131}J) auch noch Dijod(^{131}J)-Sulfobromphthalein enthalten, das durch zweifache Substitution entsteht. Es wird eine radiochemische Reinheit von mindestens 98% gefordert. Die Prüfung erfolgt papierchromatografisch, wie im 2. AB-DDR angegeben.

^{133}Xe-Xenon

Herstellung: Bei der Bestrahlung von Uran im Kernreaktor entsteht neben anderen radioaktiven Spaltprodukten auch Xenon-133:

$$^{235}U(n, f)^{133}Xe$$

Es wird als Gas von den übrigen Spaltprodukten abgetrennt und entweder gasförmig in Glasampullen abgefüllt oder unter Druck in *Natriumchloridlösung zur Injektion* eingeleitet.
Radionuklidreinheit: Es wird eine Radionuklidreinheit von mindestens 97% gefordert. Zulässig ist die Anwesenheit von Xenon-131m und Xenon-133m.
Radiochemische Reinheit: Radiochemische Verunreinigungen sind nicht zu erwarten.

^{169}Yb-Ytterbiumzitrat

Herstellung: Hochreines Ytterbiumoxid, in dem das Isotop Ytterbium-168 angereichert ist, wird im Kernreaktor bestrahlt:

$$^{168}Yb(n, \gamma)^{169}Yb.$$

Das entstandene Ytterbium-169 wird zunächst in das Chlorid überführt und daraus das Zitrat hergestellt.
Radionuklidreinheit: Es wird eine Radionuklidreinheit von mindestens 99% gefordert ohne konkrete Angabe zulässiger Fremdnuklide.
Radiochemische Reinheit: Die Prüfung gilt dem Nachweis von nicht zitratgebundenen $^{169}Yb^{3+}$-Ionen. Sie erfolgt papierchromatografisch unter Verwendung von 0,05 M Natriumazetatlösung-Azeton (10 + 5) als Laufmittel [66]. Es wird eine radiochemische Reinheit von mindestens 95% gefordert.

^{197}Hg-Brommerkurihydroxypropan

Herstellung: Das erforderliche Quecksilber-197 wird im Kernreaktor durch Bestrahlung von Quecksilberoxid, in dem das Isotop Quecksilber-196 angereichert ist, hergestellt:

$$^{196}Hg(n, \gamma)^{197}Hg$$

Das bestrahlte Target wird in Essigsäure gelöst, in die Lösung wird Propan eingeleitet, wobei zunächst ^{197}Hg-Merkurihydroxypropan entsteht, das durch Zugabe von Kaliumbromid in ^{197}Hg-Brommerkurihydroxypropan überführt wird.
Radionuklidreinheit: Es wird eine Radionuklidreinheit von mindestens 99,9% gefordert. Als Verunreinigung ist nur Quecksilber-203 zulässig.
Radiochemische Reinheit: Die radiochemische Reinheit muß mindestens 95% betragen, als Verunreinigungen kommen $^{197}Hg^{2+}$-Ionen in Frage. Die Prüfung erfolgt papierchroma-

tografisch unter Verwendung vom Dinatriumhydrogenphosphatlösung (11,876 g/l)-Kaliumdihydrogenphosphatlösung (9,078 g/l)-Äthanol (80,8 + 19,2 + 100) als Laufmittel [66].

^{197}Hg-Chlormerodrin

Herstellung: ^{197}Hg-Chlormerodrin wird durch Umsetzung von Allylharnstoff mit ^{197}Hg-Quecksilberchlorid oder -azetat in Methanol hergestellt. Das erforderliche Quecksilber-197 wird wie unter ^{197}Hg-Brommerkurihydroxypropan beschrieben, gewonnen.
Radionuklidreinheit: Es gelten die Angaben wie unter ^{197}Hg-Brommerkurihydroxypropan.
Radiochemische Reinheit: ^{197}Hg-Chlormerodrin (3-Chlormerkuri-2-methoxypropyl-harnstoff) kann, bedingt durch den Herstellungsprozeß, Quecksilber-197-Ionen und ^{197}Hg-Hydroxychlormerodrin (3-Chlormerkuri-2-hydroxypropyl-harnstoff) enthalten. Die geforderte radiochemische Reinheit liegt bei mindestens 95%. Die Prüfung erfolgt papierchromatografisch, neben n-Butanol-Pyridin-Wasser (10 + 3 + 3) [62, 66] wird noch eine Reihe anderer verwendbarer Laufmittel angegeben [5, 7, 88, 93].

^{198}Au-Goldkolloid

Herstellung: Gold-198 wird im Kernreaktor durch Neutronenbestrahlung von Gold-197, dem einzigen natürlichen Goldisotop, hergestellt:

$$^{197}\mathrm{Au}(n, \gamma)^{198}\mathrm{Au}$$

Das bestrahlte Gold wird in Königswasser gelöst, die Lösung wird auf einen bestimmten pH-Wert eingestellt und mit einem geeigneten Reduktionsmittel versetzt, wodurch das Goldchlorid zu kolloidalem Gold reduziert wird.
Radionuklidreinheit: Gold-198 enthält stets einen nicht vermeidbaren Anteil an Gold-199, das während der Bestrahlung aus dem schon vorliegenden Gold-198 entsteht. Die geforderte Radionuklidreinheit liegt überwiegend bei 95%.
Radiochemische Reinheit: Die Prüfung dient zur Kontrolle der vollständigen Reduktion des Goldchlorids zum Goldkolloid. Die Prüfung erfolgt papierchromatografisch, neben dem im 2. AB-DDR angegebenen Laufmittel findet auch Äthylazetat-Salpetersäure (90 + 10) Anwendung [65].

9. Anwendung radioaktiver Arzneimittel

Die Vielfalt der in den letzten 20 Jahren für die medizinische Anwendung entwickelten Radionuklide bzw. radioaktiv markierten Verbindungen ermöglicht die nuklearmedizinische Funktions- und Lokalisationsdiagnostik nahezu aller Organsysteme. Die Nuklearmedizin ist dadurch in der Lage, effektiv bei der Diagnostik und Therapie der verschiedensten Erkrankungen mitzuwirken.
Nachfolgend werden die Möglichkeiten des Einsatzes radioaktiver Arzneimittel zur Untersuchung einzelner Organe dargestellt.

9.1. Die Schilddrüse [2, 9, 12, 13, 37, 38, 49, 56, 67]

Die Untersuchung der Schilddrüse mit Hilfe von radioaktivem Jod gehört zu den am häufigsten angewandten nuklearmedizinischen Untersuchungsverfahren.
Von den bekannten radioaktiven Jodisotopen sind 4 nuklearmedizinisch einsetzbar, die in Tabelle 8 aufgeführt sind.

Tabelle 8
Medizinisch verwendbare Jodisotope

Radionuklid	Halbwertszeit	Umwandlungsart	entstehendes stabiles Isotop
^{123}J	13,0 h	E-Einfang	^{123}Te
^{125}J	60,2 d	E-Einfang	^{125}Te
^{131}J	8,1 d	β^-	^{131}Xe
^{132}J	2,3 h	β^-	^{132}Xe

Von diesen 4 Radionukliden haben *Jod-125* und *Jod-131* die größte Bedeutung. Der Einsatz zweier Nuklide für den gleichen Zweck ist durch die emittierte Strahlung bedingt. Jod-125 ist ein schwacher Gammastrahler, dessen Anwendung trotz der langen Halbwertszeit eine geringe Strahlenbelastung des Patienten verursacht. Von Nachteil ist die durch die geringe Energie bedingte erhebliche Gewebeabsorption, die bei der Untersuchung tiefer liegender Organschichten die Messung beeinflußt. Dieser Nachteil tritt bei Jod-131, das eine energiereichere Gammastrahlung hat, nicht auf, dafür ist jedoch die Strahlenbelastung, vor allem durch die β-Strahlung bewirkt, höher. Für therapeutische Zwecke ist nur Jod-131 einsetzbar.
Jod-123 steht kommerziell noch nicht zur Verfügung. Jod-132 wird aus einem Radionuklidgenerator gewonnen. Infolge seiner kurzen Halbwertszeit ist es nur begrenzt für den sog. ^{132}J-Kurztest einsetzbar und hat keine große Verbreitung erlangt.
Die Applikation des radioaktiven Jods erfolgt bei allen Nukliden als Natriumjodid, das entweder in Lösung oder in Gelatinekapseln, auf einen festen Träger aufgetropft, vorliegt. Die verabreichte Dosis hängt vom durchzuführenden Test sowie vom verwendeten Radionuklid ab, sie wird mit 1 bis 50 µCi angegeben. Das oral oder i.v. gegebene radioaktive Jodid wird zunächst von der Schilddrüse aufgenommen und gespeichert, im Anschluß daran erfolgt ein Einbau in die Schilddrüsenhormone. Durch Kombination verschiedener Untersuchungsmethoden, wie Messung der Speicherungsrate über der Schilddrüse, Bestimmung der proteingebundenen Jods PBJ, Aufnahme des Leberprofils (Abbau der Schilddrüsenhormone), Bestimmung von Trijodthyronin (T_3) und Thyroxin (T_4) ist es möglich, den Funktionszustand der Schilddrüse zu beurteilen bzw. einzelne Krankheitsbilder voneinander abzugrenzen.
Die gleiche Bedeutung wie diese Funktionsdiagnostik hat die Lokalisationsdiagnostik (Szintigrafie) der Schilddrüse. Bei diesem Verfahren wird nicht die Menge der in der Schilddrüse angereicherten Radioaktivität, sondern deren Verteilung im Gewebe als Szintigramm aufgezeichnet. Es lassen sich damit Aussagen über Lage und Form der Schilddrüse sowie über die Funktionsfähigkeit des Schilddrüsengewebes gewinnen. Defekte des Parenchyms erscheinen in diesem Szintigramm je nach Art der Erkrankung als Bezirke

mit erhöhter Radioaktivität (heiße Knoten) oder fehlender Radioaktivität (kalte Knoten). .
Neben radioaktivem Jod ist für die Szintigrafie der Schilddrüse als weiteres Radionuklid *Technetium-99m* anwendbar, das als Natriumpertechnetat ($Na^{99m}TcO_4$) aus einem Radionuklidgenerator gewonnen werden kann und ebenso wie Jod in der Schilddrüse angereichert wird. Die zur Anwendung kommende Dosis liegt vergleichsweise weit höher (0,5 bis 1 mCi), durch die kurze Halbwertszeit von nur 6 Stunden ist die Strahlenbelastung jedoch sehr gering. ^{99m}Tc wird daher bevorzugt zur Szintigrafie der Schilddrüse im Kindes- und Jugendalter eingesetzt.
Neben der überwiegenden diagnostischen Anwendung spielt auch die Therapie mit radioaktivem Jod eine Rolle. Dafür wird ausschließlich Jod-131 verwendet, die wirksame Komponente ist die Beta-Strahlung. Indiziert sind die Hyperthyreose, das Schilddrüsenadenom, die euthyreote Struma sowie Schilddrüsenkarzinomreste und Metastasen. Die für die Therapie notwendige Dosis liegt stets im Millicuriebereich, also um das Tausendfache höher als für diagnostische Zwecke. Sie muß jeweils durch z. T. sehr spezielle Berechnungen ermittelt werden. Für die Strahlentherapie des Schilddrüsenkarzinoms werden Werte von 100—150 mCi angegeben.

9.2. Die Niere [3, 13, 18, 36, 43, 45, 46, 49, 50, 56, 76, 78]

Die Untersuchung der Niere mittels radioaktiver Arzneimittel ist nach Einführung der *Isotopennephrografie* ständig weiterentwickelt worden und nimmt durch die Vielzahl der möglichen diagnostischen Verfahren einen breiten Raum in der Nuklearmedizin ein.
Die zur Verfügung stehenden radioaktiven Arzneimittel ermöglichen neben der Anpassung an die unterschiedliche Meßtechnik eine weitgehende Differenzierung der Strahlenbelastung. Ihre Anwendung erstreckt sich auf folgende Untersuchungsverfahren:
— Isotopennephrografie zur seitengetrennten Funktionsprüfung des Nierenparenchyms,
— Nierenfunktionsszintigrafie,
— Reflux-Untersuchungen,
— Nieren-Clearance,
— Restharnbestimmung,
— statische Nierenszintigrafie,
— Bestimmung der Nierendurchblutung.

Isotopennephrografie

Das bevorzugte Pharmakon für die Isotopennephrografie ist das ^{131}*J-Hippurat*. Die Substanz wird nach intravenöser Injektion vom Tubulussystem der Niere aufgenommen und durch tubuläre Sekretion ausgeschieden. Dieser Vorgang verläuft in 3 Phasen, die als Initial-, Sekretions- und Exkretionsphase bezeichnet werden und durch Aufzeichnung der über der Niere gemessenen Radioaktivität grafisch darstellbar sind, Störungen der Nierenfunktion geben sich durch Abweichung in der Kurvenform in der 2. und 3. Phase zu erkennen.
Als radioaktive Dosis werden für die Untersuchung etwa 0,3 µCi/kg Körpergewicht verabreicht. Die Untersuchung ist auch im Kindesalter und in der Schwangerschaft möglich, wobei zur Reduzierung der Strahlenbelastung jedoch ^{125}J-Hippurat vorzuziehen ist.

Neben markiertem Hippurat finden auch markierte Chelate, wie z. B. ^{51}Cr-EDTA oder ^{169}Yb-DTPA, für die Isotopennephrografie Anwendung. Im Unterschied zum Hippurat werden diese Substanzen glomerulär filtriert.

Nierenfunktionsszintigrafie

Im Gegensatz zur Isotopennephrografie, bei der der Aktivitätsverlauf über der Niere global registriert wird, ermöglicht dieses Verfahren die Darstellung der Niere während der Funktionsprüfung, wodurch vielgestaltigere Informationen erhalten werden. Die Registrierung erfolgt dabei entweder mit einer Szintillationskamera oder mit einem schnellschreibenden Scanner. Als radioaktiver Indikator kann auch hier ^{131}J-Hippurat verwendet werden, die Dosis muß allerdings höher gewählt werden, sie beträgt 3 bis 5 µCi/kg Körpergewicht. Bei dieser Menge muß der im Präparat vorhandene Anteil an freiem ^{131}J-Jodid beachtet werden, sodaß eine Blockade der Schilddrüse empfohlen wird.

Die Nierenfunktionsszintigrafie ist ein wichtiges Verfahren bei der Klärung renaler Durchblutungsstörungen, bei Harnabflußstörungen, bei Nierenverletzungen sowie bei der Verlaufskontrolle nach Nierentransplantationen.

Neben ^{131}J-Hippurat finden auch ^{99m}Tc-Pertechnetat, ^{99m}Tc-DTPA oder ^{113m}In-EDTA Anwendung.

Reflux-Untersuchung

Der vesikouretrale Reflux, der vorwiegend im Kindesalter auftritt, spielt eine wesentliche Rolle bei der Entstehung der Pyelonephritis. Für die Untersuchung, die mit einer speziellen Technik verbunden ist, finden Humanserumalbumin, markiert mit ^{99m}Tc, ^{125}J oder ^{131}J sowie ^{99m}Tc-DTPA oder ^{113m}In-Kolloid Anwendung. Die Methode ist indiziert bei der Erstuntersuchung sowie zur Verlaufskontrolle unter der Therapie.

Nieren-Clearance

Die Nieren-Clearance, die in verschiedenen Variationen durchgeführt werden kann, ermöglicht die quantitative Beurteilung der Nierenpartialfunktion. Der Vorteil der nuklearmedizinischen Verfahren gegenüber den aus der klinischen Chemie bekannten besteht in der einfacheren Auswertung durch Messung der Radioaktivität von Plasma und Urin; die zeitaufwendige Probenvorbereitung vor der fotometrischen Messung entfällt. Voraussetzung ist jedoch, daß die radioaktive Substanz in vivo stabil ist, d. h. daß während der Untersuchung keine Abspaltung radioaktiver Fragmente erfolgt. Aus diesem Grund ist jodmarkiertes Inulin, das als ideale Testsubstanz angesehen wird, für Clearance-Messungen ungeeignet.

Anwendung finden ^{131}J-Hippurat, ^{131}J-Diatrizoat, ^{51}Cr-EDTA und ^{169}Yb-DTPA. Vom Wirkungsprinzip her sind auch ^{57}Co- bzw. ^{58}Co-Zyanokobalamin einsetzbar. Da aber vor der Applikation dieser beiden Verbindungen sehr hohe Dosen Zyanokobalamin zur Absättigung der Plasmabindungskapazität injiziert werden müssen, erfolgt ihr Einsatz nur sehr selten.

Restharnbestimmung

Die Restharnbestimmung ist ein methodisch sehr einfaches und im Vergleich zur Katheterisierung risikoloses Verfahren. Sie erfolgt im Anschluß an eine Isotopennephrografie oder Nierenfunktionsszintigrafie durch Aktivitätsmessung über der Blase vor und nach Miktion. Als Indikation gelten subvesikale Harnabflußstörungen.

Statische Nierenszintigrafie

Für die statische Nierenszintigrafie finden Substanzen Anwendung, die eine längere Verweilzeit im Nierenparenchym aufweisen. Die klassischen Substanzen sind bekannte Diuretika, wie *Chlormerodrin* oder *Mersalyl*, die zunächst mit Quecksilber-203 markiert wurden. Dieses Radionuklid besitzt zwar eine für die Szintigrafie günstige γ-Energie, verursacht aber eine hohe Strahlenbelastung der Nieren. Es wurde daher durch das wegen seiner kürzeren Halbwertszeit geeignetere, aber schwieriger herzustellende Quecksilber-197 abgelöst. Seit einigen Jahren gehen die Bemühungen dahin, die quecksilberhaltigen Verbindungen weitgehend durch andere, mit Technetium-99m markierbare Verbindungen auszutauschen und damit die Strahlenbelastung weiter herabzusetzen. Neben dem bereits weit verbreiteten ^{99m}*Tc-Dimerkaptosukzinat* hat in dieser Richtung auch ^{99m}Tc-Thioglukose Anwendung gefunden.
Weitere Verbindungen, wie ^{99m}Tc-DTPA-Eisenkomplex oder ^{99m}Tc-Eisen-Askorbinsäurekomplex sind für die Nierenszintigrafie weniger gut geeignet, da hierbei auch eine Anreicherung im Nierenbecken erfolgt und damit die Abgrenzung der Niere selbst erschwert wird.
Das Szintigramm der gesunden Niere zeigt eine weitgehend homogene Aktivitätsverteilung. Bei krankhaften Prozessen ist dieses Bild verändert, es kommen entweder inhomogene Aktivitätsverteilungen (z. B. bei chronischer Nephritis) oder Speicherungsdefekte (z. B. bei Zysten, Abszessen oder Tumoren) zur Darstellung. Die Szintigrafie ermöglicht weiterhin Aussagen über Größe, Lage und Gestalt der Nieren, so daß auch Lageanomalien diagnostizierbar sind.
Die applizierte Dosis beträgt bei der Injektion von ^{197}-Hg-Chlormerodrin bzw. ^{197}Hg-Mersalyl 150 bis 200 µCi, bei Verwendung der ^{99m}Tc-markierten Pharmaka 1 bis 3 mCi.

Nierendurchblutung

Zur Bestimmung der Nierendurchblutung wird Xenon-133, gelöst in *Natriumchloridlösung zur Injektion*, verwendet. Das Präparat wird intraarteriell injiziert. Das Xenon diffundiert durch das Nierenparenchym in das venöse Blut und wird über die Lunge ausgeatmet. Nach rascher Injektion von 200 µCi ^{133}Xe in 2 ml Lösung wird über beiden Nieren der zeitliche Aktivitätsverlauf registriert, aus dem die Nierendurchblutung errechenbar ist.

9.3. Die Leber [13, 16, 28, 30, 42, 49, 56, 71, 77, 84, 87]

Die nuklearmedizinische Funktionsdiagnostik der Leber beruht auf der Anwendung radioaktiv markierter Farbstoffe, die hepatozellulär aufgenommen und anschließend über das Gallenwegssystem in den Dünndarm ausgeschieden werden. Dieses Verfahren ist bereits

aus der klinischen Funktionsdiagnostik bekannt, der Unterschied bzw. Vorteil liegt darin, daß durch Verwendung eines Radionuklids als Indikator nicht nur die zu applizierende Substanzmenge wesentlich herabgesetzt werden kann, sondern daß auch extrakorporale Messungen ohne Entnahme von Blutproben möglich werden.
Durch entsprechende Anbringung eines Strahlungsdetektors kann damit sowohl die Farbstoffelimination aus dem Blut (Clearance) bestimmt als auch die Aufnahme in der Leber und das Erscheinen in den Gallenwegen bzw. im Dünndarm verfolgt werden.
Das erste für diese Untersuchung verwendete radioaktive Arzneimittel war ^{131}*J*-Bengalrosa. Der Test fand weite Verbreitung, obwohl der Verbindung zwei merkliche Nachteile anhafteten. Die gewünschte Verbindung Tetrajod-tetrachlorfluoreszein kann als Beimengung eine Reihe unterhalogenierter Fluoreszeinderivate enthalten, die in ihrem physiologischen Verhalten von der Hauptverbindung differieren. Weiterhin enthielt das markierte Bengalrosa stets bis zu mehreren Prozenten freies radioaktives Jodid, so daß zur Vermeidung einer ungewollten Strahlenschädigung der Schilddrüse diese vor Injektion des ^{131}J-Bengalrosa durch Gabe von inaktivem Jodid oder Perchlorat blockiert werden mußte.
Der ^{131}J-Bengalrosa-Test war daher nicht in der Lage, den klinischen Bromsulfan-Test trotz der damit verbundenen Risiken, z. B. allergotoxische Reaktionen, völlig zu ersetzen.
Es war daher naheliegend, Bromsulfan radioaktiv zu markieren und an Stelle von ^{131}J-Bengalrosa einzusetzen. Die sich anbietende Markierung mit Schwefel-35 scheidet aus, da die Strahlung dieses Radionuklids extrakorporal nicht meßbar ist. Als Ausweg wurde die Markierung mit radioaktivem Jod gefunden. Diese ist zwar mit einer Veränderung des Moleküls verbunden (Bromsulfan enthält kein Jod, die Markierung führt zu ^{131}*J-Bromsulfan*), es konnte jedoch gezeigt werden, daß die Lebergängigkeit der Substanz dadurch nicht beeinträchtigt wird und eine gute Korrelation zu den klinischen Bromsulfan-Werten und auch zum ^{131}J-Bengalrosa-Test besteht. Da ^{131}J-Bromsulfan außerdem hinsichtlich der Jodidabspaltung weitaus stabiler ist und die Gefahr allergischer Reaktionen infolge der um das Hundertfache geringeren Substanzmenge (im Vergleich zum inaktiven Bromsulfan-Test) erheblich reduziert ist, hat der ^{131}J-Bromsulfan-Test den ^{131}J-Bengalrosa-Test weitgehend abgelöst.
Beide Präparate werden intravenös injiziert, die Dosis beträgt bei Clearance-Messungen etwa 0,3 µCi/kg Körpergewicht, zur Funktionsszintigrafie wird die zehnfache Menge eingesetzt.
Der Farbstoff wird von der gesunden Leber rasch aufgenommen, es erfolgt meßbar ein steiler Aktivitätsanstieg über der Leber, der nach Erreichen eines Plateaus wieder abfällt und damit die Ausscheidung des Farbstoffes aus der Leber anzeigt. Parallel dazu wird die Radioaktivität im Duodenum meßbar. Pathologische Veränderungen der Leber, d. h. Parenchymschäden, sowie Störungen im Gallengang ergeben eine verzögerte Aufnahme durch die Leber bzw. gestörte Ausscheidung aus der Leber. Diese Funktionsprüfung ist daher von diagnostischem Wert bei der Hepatitis, der Leberzirrhose, beim Ikterus sowie bei Gallengangverschlüssen.
Für die Leberszintigrafie, d. h. die Lokalisationsdiagnostik zur Bestimmung von Lage, Form und Größe des Organs, sind die beiden genannten Substanzen infolge ihrer kurzen Verweilzeit in der Leber nur bedingt geeignet.
Für dieses Einsatzgebiet verwendet man daher radioaktive Kolloide, die vom retikuloendothelialen System (RES) der Leber, vornehmlich den KUPFFERschen Sternzellen, aufgenommen und gespeichert werden, wobei die günstigste Partikelgröße bei 30 nm liegt.

Am häufigsten wurde bislang das ^{198}*Au-Goldkolloid* verwendet. Als Nachteil ist jedoch anzusehen, daß es nicht wieder ausgeschieden wird und somit bis zum Abklingen der Radioaktivität eine ständige Strahleneinwirkung auf die Leber besteht, die, besonders durch den Anteil an β-Strahlung, eine hohe Strahlenbelastung verursacht.
Eine Verringerung der Strahlenbelastung wird durch die Anwendung ^{131}J-markierter Albumin-Mikropartikel erreicht, allerdings wird auch hier wieder eine Blockade der Schilddrüse erforderlich.
Ausgehend von den Radionuklidgeneratoren sind daher Präparate entwickelt worden, die lebergängig sind und durch die Markierung mit kurzlebigen Gammastrahlern eine weitaus geringere Strahlenbelastung zur Folge haben. Als gut geeignet haben sich kolloidale Zubereitungen von ^{99m}*Tc-sulfid* und ^{113m}*In-hydroxid* erwiesen. Sie sind mit höherer Radioaktivität einsetzbar (1 bis 5 mCi im Gegensatz zu 200 bis 400 µCi bei ^{198}Au bzw. ^{131}J-Albuminpartikeln), dadurch werden qualitativ bessere Szintigramme bei gleichzeitiger Verkürzung der Untersuchungszeit erhalten. Zu berücksichtigen ist aber, daß neben der Leber auch die Milz zur Darstellung kommt.
Die gesunde Leber zeigt ein Szintigramm mit homogener Aktivitätsverteilung, wobei der rechte Leberlappen morphologisch bedingt mehr Aktivität speichert. Leberparenchymschäden oder gar Ausfälle sind daher durch inhomogene Aktivitätsverteilung bzw. Speicherungsdefekte erkennbar. Neben der Beurteilung von Lage- und Größenveränderungen ist die Leberszintigrafie zur diagnostischen Absicherung von Leberzirrhosen, Abszessen, Lebertumoren und zur Metastasensuche einsetzbar.

9.4. Die Milz [13, 27, 30, 39, 71, 75, 78, 87]

Die Beobachtungen, daß 6-wertiges Chrom von den Erythrozyten fest gebunden wird und daß thermisch oder chemische alterierte Erythrozyten rasch von der Milz aufgenommen werden, sind der Ausgangspunkt für die nuklearmedizinische Untersuchung dieses Organs.
Darauf aufbauend ist eine Reihe radioaktiv markierter Verbindungen entwickelt worden, die sowohl zur Funktionsprüfung als auch zur Lokalisation der Milz eingesetzt werden können. Die Aufnahme des radioaktiven Pharmakons kann in der Milz entweder in der Milzpulpa oder im RES erfolgen. Von der Milzpulpa werden die thermisch alterierten Erythrozyten (als Sphärozyten) und auch die chemisch alterierten retiniert und später sequestriert; bei Verwendung von radioaktiven Kolloiden erfolgt die Speicherung durch das RES. Dabei muß jedoch die gleichzeitige Leberspeicherung beachtet werden. Zur isolierten Darstellung der Milz eignen sich daher nur die markierten und alterierten Erythrozyten.
Als erstes Radionuklid wurde *Chrom-51* verwendet. Die Präparation der Erythrozyten erfolgt in mehreren Schritten:

1. Dem Patienten werden etwa 20 ml Venenblut entnommen und nach Stabilisatorzusatz in Erythrozytensediment und Plasma getrennt.
2. Das Erythrozytensediment wird zur Markierung mit 200 bis 300 µCi Natriumchromat(^{51}Cr) bei Zimmertemperatur inkubiert.
3. Die markierten Erythrozyten werden in einem Wasserbad 20 Minuten auf 49 bis 50°C erwärmt, wodurch die Alterierung eintritt.

4. Die markierten und alterierten Erythrozyten werden zur Entfernung von nicht umgesetztem $Na_2{}^{51}CrO_4$ gewaschen, in *Natriumchloridlösung zur Injektion* suspendiert und dem Patienten reinjiziert.

Das gleiche Verfahren kann auch unter Verwendung von Technetium-99m durchgeführt werden, die Erythrozyten müssen aber dabei vor der Markierung mit Zinn-II-chlorid behandelt werden, um eine stabile Bindung des ^{99m}Tc zu erreichen. Der Vorteil dieses Radionuklids liegt wieder in der geringeren Strahlenbelastung.
Das sehr zeitaufwendige Verfahren der thermischen Alterierung kann durch Anwendung quecksilberhaltiger Verbindungen erheblich verkürzt werden. Diese bewirken chemisch eine Veränderung der Erythrozyten, benutzt werden mit Quecksilber-197 markiertes Merkurihydroxypropan (^{197}*Hg-MHP*) oder Brommerkurihydroxypropan (^{197}*Hg-BHMP*). Die Präparation der Erythrozyten erfolgt in nur einem Schritt:

5 bis 10 ml Venenblut werden nach Stabilisatorzusatz mit 300 bis 600 µCi ^{197} Hg-MHP (oder -BMHP) sowie inaktivem MHP bzw. BMHP (1 mg/ml Blut) versetzt und 5 Minuten geschüttelt. Nach dieser Zeit sind Markierung und Alterierung abgeschlossen und es kann sofort die Injektion erfolgen.

Der Zeitgewinn bei diesem Verfahren ist offensichtlich, es muß allerdings berücksichtigt werden, daß Quecksilber-197 eine höhere Strahlenbelastung der Milz verursacht, und auch die Nieren mit belastet, da das Radionuklid nach Abbau der eingesetzten Verbindung dorthin ausgeschieden wird. Als nutzbarer Vorteil dieses Abbaus wird angesehen, daß nach der Milzsintigrafie noch eine Nierenszintigrafie vorgenommen werden kann.
Als Kolloide finden zur Milzszintigrafie die bereits im Kapitel „Leber" genannten Verbindungen ^{99m}Tc-sulfid und ^{113m}In-hydroxid Verwendung.
Die Milzszintigrafie ist eine sichere Methode mit geringer Belästigung für den Patienten und daher gut für Erstuntersuchungen geeignet.
Als Indikationen werden angeführt:
— die Bestimmung von Lage und Form der Milz,
— die quantitative Bestimmung der Milzgröße,
— der Nachweis von Parenchymverlusten,
— der Nachweis einer Milzaplasie,
— der Nachweis von Nebenmilzen,
— die Differentialdiagnose von Tumoren im linken Oberbauch.

9.5. Hämatologie [13, 16, 17, 22, 30, 32, 53, 54, 55, 78, 79]

Die Einführung nuklearmedizinischer Methoden in die Hämatologie hat zu einer wesentlichen diagnostischen Bereicherung geführt, da mit ihrer Hilfe kinetische Vorgänge erfaßt werden können, die sich den konventionellen chemischen Methoden entziehen. Aus einer Vielzahl möglicher Funktionsuntersuchungen, die allerdings oft zeitlich und verfahrensmäßig recht aufwendig sind, werden einige bereits routinemäßig in der Nuklearmedizin eingesetzt:
— Die Bestimmung des Blutvolumens,
— die Bestimmung der Erythrozytenüberlebenszeit,
— die Untersuchung der Ferrokinetik,
— die Bestimmung der Vitamin B_{12}-Resorption.

Bestimmung des Blutvolumens

Das Gesamtblutvolumen setzt sich aus 2 Komponenten zusammen, dem Erythrozytenvolumen und dem Plasmavolumen. Durch selektive Markierung ist es möglich, die beiden Komponenten nach dem Prinzip der Isotopenverdünnungsanalyse getrennt zu bestimmen und unter Verwendung des korrigierten Hämatokritwertes das Gesamtblutvolumen zu errechnen.

Bestimmung des Erythrozytenvolumens: Für die Markierung wirt Natriumchromat(^{51}Cr) verwendet, das von den Erythrozyten für die Dauer der Untersuchung irreversibel gebunden wird.

30 ml stabilisatorversetztes Patientenblut werden mit 0,2 bis 0,5 μCi $Na_2{}^{51}CrO_4$/kg Körpergewicht versetzt. Nach 15 Minuten Inkubation bei 37 °C wird das markierte Blut zur Entfernung nicht gebundenen radioaktiven Chromates (um eine weitergehende Markierung in vivo zu verhindern) gewaschen und in eine Armvene injiziert. Zuvor ist noch eine Blutprobe zur Bestimmung des Hämatokritwertes zu entnehmen. Nach Ablauf der Durchmischungszeit, die normalerweise 10 bis 20 Minuten beträgt, wird aus dem anderen Arm eine definierte Blutprobe entnommen. Aus dem Vergleich der injizierten Radioaktivität und der Radioaktivität der Blutprobe wird unter Zuhilfenahme des Hämatokritwertes das Erythrozytenvolumen errechnet.

Bestimmung des Plasmavolumens: Für die Untersuchung werden markierte Albumine oder Radionuklide verwendet, die eine nahezu vollständige Bindung mit dem Plasmaeiweiß eingehen und für die Dauer der Untersuchung im intravasalen Raum verbleiben. Zur in vitro-Markierung des Albumins werden ^{125}J, ^{131}J, ^{51}Cr oder ^{99m}Tc eingesetzt, für die in vivo-Markierung sind $^{51}CrCl_3$, ^{59}Fe-zitrat oder $^{113m}InCl_3$ geeignet. Da eine extrakorporale Inkubation entfällt, ist die Bestimmung des Plasmavolumens methodisch einfacher als die Bestimmung des Erythrozytenvolumens.

Dem Patienten werden in eine Armvene z. B. 5 bis 10 μCi ^{131}J-Humanserumalbumin (Schilddrüsenblockade erforderlich) oder 10 μCi ^{51}Cr-Chromchlorid injiziert. Nach 10, 20 und 30 Minuten werden aus dem anderen Arm jeweils gleiche Volumina Blut entnommen und die Radioaktivität von 2 ml Plasma gemessen. Aus dem Vergleich der Radioaktivität der Plasmaproben und der injizierten Gesamtaktivität wird das Plasmavolumen errechnet.

Die Bestimmung des Blutvolumens über das Erythrozyten- bzw. Plasmavolumen hat Bedeutung für die Diagnose bestimmter Anämien, bei der Verlaufs- und Therapiekontrolle der Polycythaemia vera sowie vor Splenektomien.

Bestimmung der Erythrozytenüberlebenszeit

Die Erythrozytenüberlebenszeit, die normalerweise etwa 120 Tage beträgt, ist bei hämolytischen Anämien unterschiedlich verkürzt. Die Methode hat daher Bedeutung bei der Diagnose der verschiedenen Formen dieses Krankheitsbildes.

Die Markierung der Erythrozyten erfolgt wieder mit $Na_2{}^{51}CrO_4$, als Dosis werden 100 μCi eingesetzt. Nach der Injektion des markierten Blutes werden zunächst nach 24 und 48 Stunden, dann weiter zweimal wöchentlich Blutproben entnommen und die Radioaktivität gemessen. Die Messung wird meist nicht bis zum Ende der Überlebenszeit durchgeführt, sondern nach Abfall auf 50% der Radioaktivität abgebrochen (50%Wert). Die bis dahin vergangene Zeit wird als „scheinbare halbe Erythrozytenüberlebenszeit" bezeichnet, sie beträgt im Normalfall 25—35 Tage. Die Ergebnisse der Einzelmessungen werden grafisch aufgezeichnet, aus dieser Kurve kann auf die Erythrozytenüberlebenszeit extrapoliert werden.

Parallel zur Bestimmung der Erythrozytenüberlebenszeit kann gleichzeitig auch der Ort des stärksten Erythrozytenabbaus ermittelt werden. Dazu wird zu den Zeiten der Entnahme der Blutproben unter gleichen geometrischen Bedingungen mittels über dem Herz, der Leber, der Milz und dem Sakralmark angebrachter Detektoren das Aktivitätsniveau gemessen. Die dadurch erhältlichen Aussagen sind wichtig für die Wahl der Therapie.

Neben Natriumchromat(^{51}Cr) wird zuweilen auch Diisopropylfluorphosphat(^{32}P) zur Bestimmung der Erythrozytenüberlebensdauer eingesetzt. Diese Methode ist jedoch meßtechnisch aufwendiger, da die β-Strahlung des ^{32}P durch Flüssigszintillation gemessen werden muß.

Untersuchung der Ferrokinetik

Dem Körper zugeführtes radioaktives Eisen unterliegt dem normalen Eisenstoffwechsel, dessen Hauptweg von den Eisendepots über das Plasma und das Knochenmark in die zirkulierenden Erythrozyten verläuft. Mit der Ferrokinetik,.d. h. der in vivo-Diagnostik des Eisenstoffwechsels unter Verwendung radioaktiver Tracer sind die Abläufe aller wichtigen Phasen des Eisenhaushalts erfaßbar.

Als radioaktive Tracer werden ^{59}Fe-Eisenaskorbinat, ^{59}Fe-Eisenchlorid und ^{59}Fe-Eisenzitrat verwendet, wobei eine hohe spezifische Radioaktivität der Substanzen gefordert wird, um eine Beeinflussung der physiologischen Abläufe infolge Zuführung von Eisen auszuschließen.

1. Bestimmung der Eisenresorption

Für die Bestimmung der Eisenresorption ist es notwendig, daß das Eisen in zweiwertiger Form zugeführt wird. Anwendung finden daher ^{59}Fe-zitrat oder -askorbinat, die Dosis beträgt 5 bis 10 µCi. Die Auswertung des Testes ist nach 3 verschiedenen Verfahren möglich.

Beim *Fäzes-Exkretionstest* wird über einen Zeitraum von etwa 7 Tagen der Stuhl gesammelt und dessen Radioaktivität gemessen. Der Anteil des enteral aufgenommenen Eisens ergibt sich aus der Differenz zwischen applizierter und als Summe aller Stuhlproben gemessener Radioaktivität.

Die Unannehmlichkeiten dieses Verfahrens werden bei der *Doppeltracermethode* umgangen. Dabei werden dem Patienten zwei Präparate gleichzeitig verabreicht; ^{55}Fe-zitrat wird injiziert und ^{59}Fe-chlorid oral gegeben. Nach einigen Tagen werden in einer Blutprobe beide Radionuklide simultan gemessen, aus dem Quotient ihrer Impulsraten ist die Resorption errechenbar.

Die modernste, aber aufwendigste Methode hinsichtlich der erforderlichen Apparatur ist die *Messung mit dem Ganzkörperzähler* [53], die zwischen dem 14. und 30. Tag nach Gabe der Testdosis erfolgt und exakt das im Körper resorbierte Eisen erfaßt.

2. Bestimmung des Eisenumsatzes

Für diese Bestimmung werden 10 bis 20 ml Patientenblut mit etwa 10 µCi ^{59}Fe-chlorid inkubiert und injiziert. Danach werden über einen Zeitraum von mehreren Tagen Blutproben entnommen und deren Radioaktivität gemessen. Die grafische Darstellung der Meßwerte ergibt eine zunächst abfallende Kurve, die der Abwanderung des Eisens in die Depots entspricht. Der darauf folgende Anstieg bis zu einem Maximum gibt das Erscheinen des radioaktiven Eisens in den Erythrozyten wieder.

3. Plasmaeisen-Clearance

Die Plasmaeisen-Clearance gibt Kenntnis über die Abströmgeschwindigkeit des zugeführten radioaktiven Eisens aus dem Plasma. Zu ihrer Bestimmung ist es erforderlich, den Aktivitätsverlauf über mehrere Stunden durch Messung entnommener Blutproben zu verfolgen. Bei Kenntnis des Gesamtgehaltes an Plasmaeisen läßt sich aus der Clearance-Bestimmung auch die Plasmaeisen-Transportrate (Plasmaeisen-turnover) errechnen.

4. Eisen-Organaufnahme

Die Untersuchung der Eisen-Organaufnahme erfolgt als in vivo-Messung mit Szintillationszählern, die über Herz, Leber, Milz und Knochenmark aufgesetzt werden. Durch diese Anordnung ist es möglich, den zeitlichen und graduellen Anteil der einzelnen Organe am Eisentransport getrennt zu verfolgen.

Die Untersuchungen mit Hilfe der Ferrokinetik haben einen hohen diagnostischen Wert auf dem Gebiet der Erkennung von Eisenspeicherungsstörungen und der Differentialdiagnose von Anämieformen, die auf Störungen der Erythropoese beruhen.

Bestimmung der Vitamin B_{12}-Resorption

Die Resorption des Vitamin B_{12}, das eine wesentliche Rolle bei der Erythropoese spielt, erfolgt nach oraler Gabe überwiegend unter Mitwirkung des *Intrinsic-Faktors*, eines von den Belegzellen der Magenschleimhaut gebildeten Mukoproteins. Beim Fehlen dieser Substanz ist die Resorption des Vitamins stark eingeschränkt und es kommt zur Ausbildung des Krankheitsbildes der perniziösen Anämie. In diesem Fall kann durch gleichzeitige Verabreichung von Vitamin B_{12} und Intrinsic-Faktor die intestinale Resorption gefördert werden. Dieser Test ermöglicht daher die Abgrenzung der perniziösen Anämie von Resorptionsstörungen anderer Genese.
In der nuklearmedizinischen Diagnostik wird das Zyanokobalamin mit radioaktivem Kobalt markiert. Das anfangs verwendete langlebige Kobalt-60 ist bereits seit Jahren durch die strahlenphysikalisch günstigeren Isotope Kobalt-57 und Kobalt-58 abgelöst worden.
Für die Bestimmung der Vitamin B_{12}-Resorption sind 5 verschiedene nuklearmedizinische Verfahren anwendbar, von denen der Urinexkretionstest nach SCHILLING und der Ganzkörper-Retentionstest die größte Verbreitung erlangt haben.

1. Urinexkretionstest

Der Urinexkretionstest ist zwar methodisch einfach, kann aber durch eine Reihe von Medikamenten, vorherige Röntgenuntersuchungen des Magen-Darm-Kanals sowie andere applizierte Radionuklide erheblich gestört werden.
Zur Untersuchung erhält der Patient im nüchternen Zustand eine Testdosis von 0,5 µCi ^{57}Co- oder ^{58}Co-Vitamin B_{12}, zwei Stunden danach erfolgt eine Injektion von 1 mg inaktivem Vitamin B_{12} als Ausschwemmungsdosis. Über einen Zeitraum von 24 Stunden, gerechnet ab Verabreichung der Testdosis, wird dann der Urin gesammelt und dessen Radioaktivität bestimmt.
Wenn das radioaktive Vitamin B_{12} im Urin weniger als 10% der Testdosis beträgt, wird der Test unter gleichzeitiger Verabreichung von 50 mg Intrinsic-Faktor nach 5 Tagen wiederholt. Zeigt sich dabei eine erhöhte Vitaminausscheidung, ist der Nachweis des Intrinsic-Faktor-Mangels erbracht.

2. Ganzkörper-Retentionstest

Der Test ist durch den dafür notwendigen Ganzkörperzähler spezialisierten Einrichtungen vorbehalten. Er ermöglicht eine exakte Resorptionsbestimmung unter Vermeidung der Urinsammlung und der unphysiologischen Ausschwemmdosis. Die Bestimmung erfordert lediglich 3 Messungen am Patienten, und zwar vor der Applikation der Testdosis (Nullwert), nach Applikation der Testdosis (Ermittlung der Gesamtaktivität) und nach 8 Tagen (Bestimmung des resorbierten Vitamins).

Der Vitamin B_{12}-Resorptionstest ist ein Mittel zur Frühdiagnose, da auf diese Weise Resorptionsstörungen bereits vor dem Auftreten manifester Mangelerscheinungen erkannt werden können.

9.6. Herz und Kreislauf [10, 11, 13, 45, 56, 77, 78, 79, 91, 92]

Die Anwendung radioaktiver Arzneimittel hat in der Herz- und Kreislaufdiagnostik entscheidende Fortschritte gebracht, da mit ihrer Hilfe die Messung dynamischer Größen auf einfachem Wege möglich wurde. Für die Wahl des Pharmakons ist dabei neben Aspekten der Strahlenbelastung auch das Verhalten in der Blutbahn von Bedeutung. Während Elektrolytlösungen die Blutbahn entsprechend ihrer Diffusionsgeschwindigkeit meist rasch verlassen, ist bei großen Molekülen oder Korpuskeln eine längere Verweilzeit zu erreichen.
Die nuklearmedizinischen Methoden in der Herz-Kreislaufdiagnostik umfassen im wesentlichen folgende Anwendungsgebiete:
— Bestimmung des Herzminutenvolumens,
— Messung der Radiozirkulografie,
— Blutpool-Szintigrafie,
— Bestimmung der Extremitätendurchblutung,
— Plazentalokalisation.

Bestimmung des Herzminutenvolumens

Unter dem Herzminutenvolumen wird das Blutvolumen verstanden, das je Minute vom Herz ausgetrieben wird. Zu seiner Bestimmung werden entweder ^{131}J-Humanserumalbumin

(Dosis 10 µCi) oder ^{51}Cr-Humanserumalbumin bzw. ^{51}Cr-markierte Erythrozyten (Dosis 20 bis 100 µCi) verwendet. Da das Herzminutenvolumen von der Körperhaltung beeinflußt wird, erfolgt die Untersuchung am liegenden Patienten. Der Strahlungsdetektor wird genau definiert über dem Herzen aufgesetzt und mit einem Schreiber gekoppelt. Die aufgezeichnete Aktivitäts-Zeit-Kurve ist die Grundlage für die Berechnung des Herzminutenvolumens.

Messung der Radiozirkulografie

Die Radiozirkulografie ist ein Verfahren zur detaillierten Bestimmung der Kreislaufzeiten im großen und kleinen Kreislauf, wobei der Aktivitätsverlauf über dem Herz, den großen Gefäßen und den Extremitäten gemessen wird.
Die Methode wurde zunächst unter Verwendung von ^{24}Na-Natriumchlorid (Dosis 200 µCi) eingeführt, das später durch ^{51}Cr-Humanserumalbumin (Dosis 20 bis 100 µCi) ergänzt wurde. Nach Einführung der Gammakamera haben diese Radionuklide an Bedeutung verloren, sie sind durch die kurzlebigen Generatornuklide ^{99m}Tc und ^{113m}In ersetzt worden.

Blutpool-Szintigrafie

Die Blutpool-Szintigrafie wird zur Darstellung des Herzinnenraumes und der Gefäße angewandt, wodurch die Beurteilung von Herzfehlern und Gefäßanomalien ermöglicht wird. Neben ^{131}J-Humanserumalbumin wird für dieses Verfahren auch das ^{113m}In-chlorid eingesetzt.

Extremitätendurchblutung

Zur Messung der Extremitätendurchblutung ist ^{24}Na-Natriumchlorid geeignet. Das Verfahren ermöglicht den Nachweis von Gefäßverschlüssen, es sind jedoch spezielle Lagerungen erforderlich, um signifikante Aussagen zu erhalten.
Neben der direkten Messung durch intravenöse Injektion kann die radioaktive Substanz auch in die Haut oder in die Muskulatur injiziert und die Durchblutung über die Gewebsclearance ermittelt werden. Das anfangs dafür verwendete Natrium-24-chlorid ist durch Xenon-133 abgelöst worden, das den Vorteil hoher Diffusionsgeschwindigkeit und minimaler Strahlenbelastung besitzt.

Plazentalokalisation

Durch die Lagebestimmung der Plazenta ist es möglich, Komplikationen bei der Geburt durch rechtzeitige Behandlungsmaßnahmen einzuschränken. Das Hauptindikationsgebiet ist der Nachweis einer Placenta praevia. Das Verfahren hat den wesentlichen Vorteil, daß die Strahlenbelastung für Mutter und Kind erheblich geringer ist als bei der Röntgendiagnostik.
Bei der Plazentografie werden punktförmige Messungen über dem Abdomen durchgeführt, die Lage der Plazenta ist an der erhöhten Aktivitätsaufnahme zu erkennen. Die Messung

geschieht 10 Minuten nach intravenöser Injektion von 10 bis 25 μCi Albumin, markiert mit Jod-131, Jod-132 oder Chrom-51.
Die Plazentalokalisation kann auch durch Szintigrafie unter Verwendung von 1 mCi ^{99m}Tc-Humanserumalbumin oder ^{113m}In-chlorid erfolgen. Im Vergleich zur Plazentografie besitzt die Plazentaszintigrafie eine höhere Aussagekraft.

9.7. Die Lunge [1, 6, 13, 25, 26, 51, 56, 87]

In der nuklearmedizinischen Diagnostik der Lunge werden zwei unterschiedliche Verfahren angewandt: Die Untersuchung der Lungendurchblutung (*Lungenperfusion*) mit Hilfe radioaktiv markierter Partikel und die Untersuchung der *Lungenventilation* mit Hilfe radiotiver Gase oder Aerosole. Gegenüber den konventionellen Methoden bietet die nuklearmedizinische Lungendiagnostik den Vorteil, die regionale Lungenfunktion beurteilen zu können.

Lungenperfusion

Die Untersuchung der Lungenperfusion beruht darauf, daß nach Injektion von Partikeln bestimmter Größe diese mit dem Blut in die Lunge gelangen, dort gewisse Zeit festgehalten werden und als „strahlende Mikroemboli" die szintigrafische Darstellung dieses Organs ermöglichen. Die Angaben über die geeignetste Teilchengröße schwanken, als allgemeiner Wert kann die Größenordnung 10 bis 60 nm gelten. Kleinere Partikel passieren ungehindert die Lunge und gelangen in Leber und Milz, bei Teilchen mit Größen über 100 nm können Komplikationen auftreten.
Nach anfänglichen Versuchen mit Kohle-Gold(^{198}Au)-Suspensionen und ^{203}Hg-beladenen Keramikkörpern, also körperfremden, nicht abbaubaren Stoffen, waren für lange Zeit *^{131}J-markierte Albuminmakroaggregate* (^{131}J-MAA) das Mittel der Wahl. Die Herstellung erfolgt durch Hitzedenaturierung von ^{131}J-Humanserumalbumin, aus dem entstehenden Partikelgemisch müssen die erforderlichen Teilchengrößen abgetrennt werden. Ein weiteres, neueres Verfahren besteht darin, daß nach einer speziellen Technik inaktive, kugelförmige Albuminteilchen mit definierter Größe oberhalb 10 nm, sog. Mikrosphären, vorgefertigt und nachträglich markiert werden. Eine Schädigung des Lungengewebes durch die festgehaltenen Partikel tritt nicht ein. Bereits wenige Stunden nach der Aufnahme beginnt der Abbau der Makroaggregate zu Bruchstücken kleinerer Größe, die in Leber und Milz abwandern, dort phagozytiert und renal ausgeschieden werden. Da der Abbau in Leber und Milz mit einer Freisetzung von Jodid(^{131}J) verbunden ist, muß bei dieser Untersuchung die Schilddrüse blockiert werden. Die applizierte Dosis liegt bei 2 μCi/kg Körpergewicht.
Zur Umgehung der aufwendigen Präparation von ^{131}J-MAA und zur Reduzierung der Strahlenbelastung wurde versucht, weitere in der Lunge speicherbare, leicht herstellbare Kolloide zu entwickeln. Aus diesen Arbeiten resultiert die Einführung von ^{99m}Tc-Mikrosphären, ^{99m}Tc-Eisenhydroxid-Aggregaten und ^{113m}In-Eisenhydroxid-Partikeln. Der Wirkungsmechanismus ist der gleiche wie bei ^{131}J-MAA, infolge der Kurzlebigkeit der Radionuklide kann die Dosis auf 1 bis 2 mCi erhöht werden.

Die Partikelverteilung in der Lunge wird von der Körperhaltung, die der Patient während der Injektion einnimmt, beeinflußt. Eine homogene Aktivitätsverteilung wird nur bei Injektion in liegender Position erreicht, eine normale Lungenfunktion vorausgesetzt. Stellen mit verminderter Aktivitätsspeicherung weisen auf eine Störung der Lungenfunktion hin, die ihre Ursache in einer verringerten lokalen Durchblutung oder einer Erweiterung der Kapillaren haben kann. Die Lungenperfusionsszintigrafie leistet wertvolle Dienste bei der Diagnose der Lungenembolie, des Bronchialkarzinoms, des Lungenemphysems, der Lungentuberkulose und der Silikose.

Lungenventilation

Zur Untersuchung der Lungenventilation wird vom Patienten entweder ein radioaktives Gas oder ein radioaktive Kleinstpartikel enthaltendes Aerosol eingeatment. Um den Forderungen des Strahlenschutzes gerecht zu werden, sind für die Durchführung dieser Untersuchungen bestimmte technische Voraussetzungen zu erfüllen, damit die Raumluft nicht radioaktiv verseucht wird. Es muß entweder mit einem geschlossenen Spirometer gearbeitet oder die Atemluft in einen Isotopenabzug geleitet werden.
Als radioaktive Gase finden die Edelgasisotope Kryton-85 oder Xenon-133, gemischt mit Luft oder Sauerstoff, Anwendung. Grundlage für die Aerosole sind ^{131}J- oder ^{99m}Tc-Albumin-Partikel sowie Kolloide von ^{198}Au oder ^{99m}Tc-sulfid, die mit *Natriumchloridlösung zur Injektion* versetzt und dann in einem Aerosol-Generator vernebelt werden. Im Gegensatz zu den Gasen, die über die Atemluft den Körper innerhalb weniger Minuten wieder verlassen, werden die Aerosolteilchen für längere Zeit vorwiegend im Respirationstrakt abgelagert.
Die zur Inhalation eingesetzte Dosis beträgt bei Anwendung der Edelgasisotope 3 bis 5 mCi, bei den Aerosolen ist sie vom Radionuklid abhängig. Während bei ^{198}Au etwa 300 µCi eingesetzt werden, können es bei ^{99m}Tc bis zu 5 mCi sein. Zur Auswertung der Untersuchung wird wie bei der Lungenperfusion die Aktivitätsverteilung über der Lunge nach einmaligem bzw. kontinuierlichem Einatmen gemessen, um Aufschluß über die regionale Ventilation zu erhalten.

9.8. Der Magen-Darm-Trakt [13, 16, 78, 79]

Im Bereich des Magen-Darm-Traktes ergeben sich für die nuklearmedizinische Diagnostik folgende Einsatzmöglichkeiten:
— Bestimmung des gastrointestinalen Proteinverlustes,
— Bestimmung der Fettresorption,
— Magenszintigrafie.

Bestimmung des gastrointestinalen Proteinverlustes

Verschiedene Erkrankungen des Magen-Darm-Kanals sind durch einen beträchtlichen Eiweißverlust gekennzeichnet. Der direkte Nachweis der Eiweißausscheidung, der mit konventionellen Methoden sehr schwierig ist, wurde möglich durch die Einführung nuklearmedizinischer Verfahren. Sie beruhen darauf, daß dem Patienten radioaktiv markierte Eiweißkörper zugeführt werden und deren Verweildauer im Blut sowie ihre Ausscheidung mit dem Stuhl bestimmt wird. Als geeignete Testsubstanz ist das Albumin anzusehen, wobei jedoch die Forderung erhoben werden muß, daß nach der fermentativen Spaltung im Darm keine Rückresorption des Radionuklids erfolgen darf. Diese Forderung wird im Gegensatz zum ^{131}J-Humanserumalbumin vom ^{51}*Cr-Humanserumalbumin* erfüllt. Diese Verbindung hat sich dann auch trotz der bei der Markierung stattfindenden teilweisen Denaturierung des Albuminmoleküls zur Bestimmung des enteralen Proteinverlustes bewährt. Der Test wird so durchgeführt, daß nach intravenöser Injektion von 100 bis 200 µCi ^{51}Cr-HSA für die Dauer einer Woche täglich die Radioaktivität des Blutes, des Urins und des Stuhls gemessen und mit Normalwerten verglichen wird. Eine methodische Variante stellt die Anwendung von ^{51}Cr-Cl_3 dar, wobei nach intravenöser Injektion eine Markierung der Plasmaeiweiße in vivo erfolgt.

Bestimmung der Fettresorption

Als Indikation für die Bestimmung der Fettresorption gilt der Nachweis einer Malabsorption oder einer Pankreasinsuffizienz.
Nach Blockade der Schilddrüse erhält der Patient ^{131}J-Triolein in einer Dosis von 10 bis 50 µCi verabreicht. Die Auswertung des Testes kann nach 2 Methoden erfolgen:
1. Bei der *Blutaktivitätsbestimmung* werden dem Patienten in Abständen von 2 Stunden Blutproben entnommen und deren Radioaktivität gemessen. Bei normaler Resorption erreicht diese nach 3 bis 4 Stunden den Normalwert.
2. Bei der *Stuhlaktivitätsmessung* werden über einen Zeitraum von 72 bis 96 Stunden die Fäzes gesammelt. Bei normaler Resorption beträgt die Radioaktivität der gesammelten Stuhlproben weniger als 5% der Testdosis.

Magenszintigrafie

Die szintigrafische Darstellung des Magens beruht auf der Speicherungsfähigkeit der Magenschleimhaut für ^{99m}Tc-Pertechnetat. Als Testdosis werden 2 mCi eingesetzt.
Die gesunde Magenschleimhaut zeigt im Szintigramm eine homogene Aktivitätsverteilung; Speicherungsdefekte können durch neoplastische Prozesse verursacht sein.

9.9. Die Bauchspeicheldrüse [13, 16, 19, 23, 57, 71, 73]

Infolge ihrer Lage im Oberbauch ist die Bauchspeicheldrüse einer direkten Untersuchung, etwa durch Palpation, nicht zugängig. Dem Einsatz nuklearmedizinischer Verfahren zur Darstellung dieses Organs lag die Annahme zugrunde, daß das Pankreas entsprechend seiner Funktion einen hohen Eiweißumsatz und daher einen hohen Bedarf an Aminosäuren haben müsse, also auch radiaktiv markierte Aminosäuren in erhöhtem Maße aufnehmen würde. 1961 wurde daher mit Selen-75 markiertes Selenomethionin, eine Verbindung in der das Schwefelatom des Methionins gegen Selen ausgetauscht ist, zur Pankreasszintigrafie eingeführt.

Die Substanz konnte jedoch die in sie gesetzten Erwartungen nicht befriedigen. Selenomethionin wird nicht nur im Pankreas angereichert, sondern auch in anderen Organen, vornehmlich in der Leber. Da beide Organe dicht beieinander liegen, wird die konventionelle Szintigrafie durch die Ein- und Überstrahlung der Radioaktivität aus der Leber erheblich erschwert oder sogar unmöglich.
Abhilfe kann in solchen Fällen durch die Anwendung einer Doppelnuklidtechnik bei gleichzeitigem Einsatz elektronischer Rechner erreicht werden. Es wird zunächst unter Verwendung von ^{75}*Se-Selenomethionin* das gemeinsame Szintigramm von Pankreas und Leber aufgenommen und anschließend in gleicher Position nach Injektion von ^{198}Au-Goldkolloid oder ^{99m}Tc-sulfid-Kolloid nur das Leberszintigramm registriert. Die elektronische Subtraktion der beiden Szintigramme ergibt dann das Bild der Bauchspeicheldrüse.
Die Pankreasszintigrafie mit ^{75}Se-Selenomethionin gilt als Vorfeldmethode, die bei jedem Verdacht eines Pankreasprozesses (akute und chronische Pankreatitis, Pankreaskarzinome) eingesetzt werden sollte.
Die maximal applizierbare Dosis wird mit 300 µCi angegeben, da Selenomethionein eine lange biologische Halbwertszeit besitzt, die in Verbindung mit der Halbwertszeit des Selen-75 zu einer hohen Strahlenbelastung führen kann.

9.10. Das Skelett [13, 24, 29, 49, 80, 81, 86]

Die Skelettszintigrafie ist als wertvolle Ergänzung der Röntgendiagnostik beim Nachweis und bei der Charakterisierung pathologischer Knochenprozesse einzustufen. Da lokale Schädigungen des Knochengewebes mit einem erhöhten Kalziumstoffwechsel einhergehen, ist bei Anwendung radioaktiver Substanzen, die in diesen Stoffwechsel einbeziehbar sind, im Vergleich zum gesunden Knochen eine Anreicherung zu erwarten.
Am geeignetsten für die Knochenszintigrafie wäre daher radioaktives Kalzium anzusehen. Die zur Verfügung stehenden Radionuklide ^{45}Ca und ^{47}Ca sind aber leider nicht einsetzbar, da ^{45}Ca keine γ-Strahlung emittiert und die sehr harte γ-Strahlung des ^{47}Ca szintigrafisch nicht verwertbar ist. Als erstes Radionuklid wurde ^{85}Sr verwendet, da Strontium in geringer Konzentration ein dem Kalzium ähnliches metabolisches Verhalten zeigt und nach Injektion in die Interzellularsubstanz des Knochens eingelagert wird. Durch die lange biologische Halbwertszeit des eingebauten Strontiums kann mit der Szintigrafie bis zum Erreichen des Einbaumaximums gewartet werden (2 bis 3 Tage p.i.) und es sind Wiederholungsuntersuchungen möglich (Verlaufskontrolle); es kommt dadurch aber auch zu einer hohen Strahlenbelastung des Knochens. Die Maximaldosis ist daher auf 100 µCi begrenzt.
Dieser Nachteil entfällt bei Verwendung von ^{87m}Sr, einem Radionuklid mit sehr kurzer physikalischer Halbwertszeit und folglich stark reduzierter Strahlenbelastung. Es wird aus einem Radionuklidgenerator gewonnen, der aber aufgrund der geringen Halbwertszeit des Mutternuklids ^{87}Y nicht lang verwendbar ist. Die applizierte Dosis kann bis zu 3 mCi betragen.
Als weiteres Radionuklid kann Fluor-18 eingesetzt werden, das als Fluorid im Austausch gegen OH- oder Hydrogenkarbonat-Ionen an der Oberfläche der Hydroxyapatitkristalle festgehalten wird. Da ^{18}F aber eine für medizinische Zwecke extrem kurze Halbwertszeit von nur 110 Minuten hat, ist seine Anwendung bei der üblichen Dosis von 1 mCi nur in Einrichtungen sinnvoll, die in der Nähe des Produzenten liegen.

Im Ergebnis der Suche nach weiteren knochenaffinen Substanzen wurden nach 1970 Technetium-99m-markierte Phosphorverbindungen in die Skelettszintigrafie eingeführt. Das zunächst verwendete Polyphosphat wurde bald durch Pyrophosphat und Diphosphonat ergänzt bzw. ersetzt, da diese beiden Verbindungen in vivo stabiler sind als das Polyphosphat, das durch Phosphatasen enzymatisch hydrolisiert wird. Das *Diphosphonat* (Äthyliden-1-hydroxy-1,1-diphosphonat) ist in der Zwischenzeit zum allgemein bevorzugten Pharmakon für die Skelettszintigrafie geworden. Die applizierte Dosis liegt im Bereich von 7 bis 10 mCi, die Szintigrafie erfolgt 2 bis 4 Stunden nach der Injektion.
Als Indikation für die Skelettszintigrafie gelten
— der Nachweis von Knochenmetatstasen,
— die Abgrenzung von Knochengeschwülsten,
— die Differenzierung zwischen aktiven und konsolidierten Knochenprozessen,
— die Diagnostik von rezidivierenden Knochenerkrankungen und Systemerkrankungen.

9.11. Das Zentralnervensystem [13, 14, 20, 26, 44, 52, 59, 72, 74, 79]

Die Untersuchung des Zentralnervensystems unter Verwendung radiaktiver Arzneimittel kann in 3 Gebiete gegliedert werden:
— Bestimmung der Hirndurchblutung,
— Nachweis von Herdprozessen mittels Gammaenzephalografie und Hirnszintigrafie,
— Szintigrafie der Liquorräume.

Bestimmung der Hirnblutung

Für die Bestimmung der Hirndurchblutung sind sowohl radioaktive Gase als auch radioaktiv markierte organische Verbindungen einsetzbar.
Als Gase finden Krypton-85 und Xenon-133 Anwendung, die, gelöst in *Natriumchloridlösung zur Injektion*, in die Arteria carotis injiziert werden. Das Gas diffundiert durch das Hirngewebe, wird mit dem Blut ausgewaschen und über die Lunge abgeatmet. Die Strahlenbelastung ist bei diesem Verfahren extrem niedrig. Der Aktivitätsverlauf während der Durchblutung wird mit mehreren über dem Schädel angebrachten Szintillationsdetektoren verfolgt, sodaß Aussagen über die Durchblutung einzelner Gehirnregionen möglich werden.
Für die Bestimmung der Zirkulationszeit und der Gesamtdurchblutung beider Hirnhemisphären werden Humanserumalbumin, markiert mit ^{99m}Tc, ^{113m}In oder ^{131}J sowie ^{51}Cr-markierte Erythrozyten eingesetzt.

Nachweis von Herdprozessen

Der Nachweis von Herdprozessen kann mittels Gammaenzephalografie oder Hirnszintigrafie durchgeführt werden. Durch eine erhöhte Permeabilität der Blut-Hirn-Schranke bzw. einen gesteigerten Stoffwechsel kommt es bei Herdprozessen zu einer Anreicherung der radioaktiven Substanz, sodaß durch diese Stellen mit erhöhter Aktivität eine Abgrenzung von neoplastischem und gesundem Gewebe möglich wird.

Bei der Gammaenzephalografie wird nach vorangehender Schilddrüsenblockade ^{131}J-Humanserumalbumin in einer Dosis von 5 µCi/kg Körpergewicht injiziert (iv.) und die Radioaktivität punktförmig über beiden Hemisphären gemessen. Für die Auswertung werden jeweils korrespondierende Punkte der beiden Hemisphären betrachtet. Aus der bis zur deutlichen Aktivitätsanreicherung vergehenden Zeit sowie der prozentualen Aktivitätsdifferenz ist eine beschränkte Tumorart-Diagnostik möglich.
Für die Hirnszintigrafie ist eine ganze Reihe von radioaktiven Verbindungen mit Erfolg erprobt worden; bevorzugt angewandt werden *^{197}Hg-Chlormerodrin* und *^{99m}Tc-Pertechnetat*. Für bestimmte Fragestellungen wird der Einsatz von ^{99m}Tc-Eisen-Askorbinsäurekomplex, ^{99m}Tc-DTPA und ^{169}Yb-DTPA empfohlen. ^{203}Hg-Chlormerodrin wird trotz der guten extrakorporalen Nachweismöglichkeit wegen der hohen Strahlenbelastung kaum noch eingesetzt.
Die zur Durchführung der Hirnszintigrafie notwendige Dosis beträgt bei ^{197}Hg-Chlormerodrin 10 bis 15 µCi/kg Körpergewicht, bei ^{99m}Tc-Pertechnetat 5 bis 10 mCi. Die Hirnszintigrafie ist wie die Gammaenzephalografie in gewissem Maße zur Tumorart-Diagnostik einsetzbar und durch die Anwendung kurzlebiger Strahler vor allem für die Diagnostik im Kindesalter geeignet.

Szintigrafie der Liquorräume

Die Szintigrafie der Liquorräume umfaßt die Myeloszintigrafie, die Ventrikuloszintigrafie und die Zisternioszintigrafie. Die Verfahren sind bei einer Reihe spezieller Fragestellungen indiziert, z. B. bei Bandscheibenvorfall oder Hydrocephalus.
Als radioaktiver Indikator dient ^{131}J-Humanserumalbumin in Dosen von 50 bis 100 µCi (bei Myeloszintigrafie) bzw. 100 bis 200 µCi. Die Injektion erfolgt je nach Verfahren intralumbal, intrathekal oder subokzipital.

10. Verzeichnis der radioaktiven Arzneimittel, die in der DDR registriert sind bzw. deren Registrierung in Vorbereitung ist

(*Z* = Zusammensetzung
V = Dauer der Verwendbarkeit)

^{24}Na-Natriumchlorid
Z: Natrium-24-chlorid 1—5 mCi je ml;
Natriumchlorid 0,009 je ml
V: 3 Tage

^{32}P-Natriumphosphat
Z: Natriumorthophosphat(^{32}P) 2—20 mCi je ml;
Natriumchlorid 0,009 je ml
V: 30 Tage

^{35}S-Natriumsulfat
Z: Natriumsulfat(^{35}S) 2—20 mCi je ml;
Natriumchlorid 0,009 je ml
V: 3 Tage

^{42}K-Kaliumchlorid
Z: Kalium-42-chlorid 0,1—2 mCi je ml;
Kaliumchlorid 0,0115 je ml
V: 3 Tage

^{51}Cr-Chromchlorid
Z: Chrom-51-chlorid 1—5 mCi je ml;
Natriumchlorid 0,009 je ml
V: 30 Tage

^{51}Cr-Humanserumalbumin
Z: Chrom-51-Humanserumalbumin 0,25—1 mCi je ml;
Humanserumalbumin 0,005—0,030, Natriumchlorid 0,009, Benzylalkohol 0,009 je ml
V: 30 Tage

^{51}Cr-Natriumchromat
Z: Natriumchromat(^{51}Cr) 1—5 mCi je ml;
Natriumchlorid 0,009 je ml
V: 30 Tage

^{57}Co-Vitamin B_{12}-Kapseln
Z: Zyanokobalamin(^{57}Co) 0,5 µCi je Kapsel;
Zyanokobalamin 0,25—0,5 µg je Kapsel
V: 2 Monate

^{57}Co-Vitamin B_{12}-Trockenampullen
Z: Zyanokobalamin(^{57}Co) 1,0 µCi je Trockenampulle;
Zyanokobalamin 0,5—1,0 µg je Trockenampulle
V: 30 Tage

^{58}Co-Vitamin B_{12}-Kapseln
Z: Zyanokobalamin (^{58}Co) 1,0 µCi je Kapsel;
Zyanokobalamin 0,5—1,0 µg je Kapsel
V: 30 Tage

^{58}Co-Vitamin B_{12}-Trockenampullen
Z: Zyanokobalamin(^{58}Co) 1,0 µCi je Trockenampulle;
Zyanokobalamin 0,5—1,0 µg je Trockenampulle
V: 30 Tage

^{59}Fe-Eisenaskorbinat
Z: Eisen-59-askorbinat 50—200 µCi je ml;
Askorbinsäure 0,033, Benzylalkohol 0,009 je ml
V: 30 Tage

^{59}Fe-Eisenchlorid

Z: Eisen-59-chlorid 0,1—1,0 mCi je ml;
Natriumchlorid 0,009 je ml

V: 2 Monate

^{59}Fe-Eisenzitrat

Z: Eisen-59-zitrat 50—200 µCi je ml;
Askorbinsäure 0,033, Zitronensäure 0,003, Benzylalkohol 0,009 je ml

V: 30 Tage

^{75}Se-L-Selenomethionin

Z: Selen-75-L-Methionin 0,5 mCi je ml

V: 3 Monate

^{82}Br-Natriumbromid

Z: Natriumbromid(^{82}Br) 1—5 mCi je ml;
Natriumbromid 0,0158 je ml

V: 5 Tage

^{85}Sr-Strontiumchlorid

Z: Strontium-85-chlorid 0,25—2 mCi je ml;
Natriumchlorid 0,009 je ml

V: 3 Monate

^{86}Rb-Rubidiumchlorid

Z: Rubidium-86-chlorid 1—3 mCi je ml;
Rubidiumchlorid 0,0186 je ml

V: 30 Tage

^{99}Mo-Natriummolybdat

Z: Natriummolybdat(^{99}Mo) 5—50 mCi je ml;
Natriumchlorid 0,009 je ml

V: 8 Tage

^{99m}Tc-Generator

Z: Natriumpertechnetat(^{99m}Tc) im Eluat (Gehalt in mCi abhängig vom Alter des Generators);
Natriumchlorid 0,009 je ml Eluat

V: 14 Tage

^{113m}In-Generator

Z: Indium-113m-chlorid im Eluat (Gehalt in mCi abhängig vom Alter des Generators)

V: 6 Monate

^{125}J-Hippurat

Z: Natrium-2-jod(^{125}J)hippurat 0,1—1,0 mCi je ml;
Natrium-2-jodhippurat 0,01—0,1 je ml

V: 28 Tage

^{125}J-Humanserumalbumin

Z: Humanserumalbumin, jod-125-markiert, 0,2—1,0 mCi je ml; Humanserumalbumin 0,1—0,5, Natriumchlorid 0,009 je ml
V: 28 Tage

^{125}J-Natriumjodid

Z: Natriumjodid(^{125}J) 10 mCi je ml; Natriumchlorid 0,009 je ml
V: 3 Monate

^{131}J-Gelatinekapseln

Z: Natriumjodid(^{131}J) 10, 20, 50 oder 100 µCi je Kapsel; Dinatriumhydrogenphosphat 0,005—0,010 je Kapsel
V: 30 Tage

^{131}J-Gelatinekapseln zur Therapie

Z: Natriumjodid(^{131}J) 1, 2, 5, 10, 20 oder 50 mCi je Kapsel; Dinatriumhydrogenphosphat 0,005—0,010 je Kapsel
V: 14 Tage

^{131}J-Bengalrosa

Z: Tetrachlor-tetrajod(^{131}J)-fluoreszein 0,5—2,5 mCi je ml; Tetrachlor-tetrajodfluoreszein 0,0025 je ml
V: 28 Tage

^{131}J-Hippurat

Z: Natrium-2-jod(^{131}J)hippurat 0,1—2,0 mCi je ml; Natrium-2-jodhippurat 0,001—0,010 je ml
V: 28 Tage

^{131}J-Humanserumalbumin

Z: Humanserumalbumin, jod-131-markiert, 0,5 mCi je ml; Humanserumalbumin 0,003—0,010, Natriumchlorid 0,009 je ml
V: 28 Tage

^{131}J-Makroaggregate

Z: Humanserumalbumin-Makroaggregate, jod-131-markiert, 1—10 mCi je ml; Humanserumalbumin 0,005—0,010, Natriumchlorid 0,009, Benzylalkohol 0,009 je ml
V: 14 Tage

^{131}J-Natriumjodid (oral)

Z: Natriumjodid(^{131}J) 1—50 mCi je ml
V: 30 Tage

^{131}J-Natriumjodid (zur Injektion)

Z: Natriumjodid(^{131}J) 10 mCi je ml; Natriumchlorid 0,009 je ml
V: 30 Tage

^{131}J-Sulfobromphthalein

Z: Sulfobromphthalein, jod-131-markiert, 0,25—2,0 mCi je ml;
Sulfobromphthalein 0,001—0,010 je ml
V: 28 Tage

^{133}Xe-Xenon

Z: Xenon-133 5, 10, 20 oder 50 mCi in Natriumchloridlösung zur Injektion
V: 14 Tage

^{169}Yb-Ytterbiumzitrat

Z: Ytterbium-169-zitrat 1 mCi je ml;
Natriumzitrat 0,029 je ml
V: 30 Tage

^{197}Hg-Brommerkurihydroxypropan

Z: Brommerkuri(^{197}Hg)hydroxypropan 1—10 mCi je ml
V: 10 Tage

^{197}Hg-Chlormerodrin

Z: 3-Chlormerkuri(^{197}Hg)-2-methoxypropylharnstoff 0,2—1,5 mCi je ml;
3-Chlormerkuri-2-methoxypropylharnstoff 0,001—0,010 je ml
V: 10 Tage

^{198}Au-Goldkolloid

Z: Gold-198 mindestens 5,0 mCi je ml;
Natriumchlorid 0,009 je ml
V: 7 Tage

^{203}Hg-Brommerkurihydroxypropan

Z: Brommerkuri(^{203}Hg)hydroxypropan 1—5 mCi je ml
V: 20 Tage

^{203}Hg-Chlormerodrin

Z: 3-Chlormerkuri(^{203}Hg)-2-methoxypropylharnstoff 0,2—1,5 mCi je ml;
3-Chlormerkuri-2-methoxypropylharnstoff 0,0005—0,005 je ml
V: 30 Tage

^{203}Hg-Hydroxymersalyl

Z: o-(3-hydroxymerkuri(^{203}Hg)-2-hydroxypropylkarbamoyl)-Phenoxyessigsäure-Natriumsalz 0,2—1,5 mCi je ml;
o-(3-hydroxymerkuri-2-hydroxycarbamoyl)-Phenoxyessigsäure-Natriumsalz 0,0005 bis 0,005 je ml
V: 30 Tage

11. Literatur

[1] ADAM, W. E., KONIETZKO, N.: Radiobiol., Radiother. **14** (1973), 497
[2] ANDREEW, I., HAJDU, I.: Dt. Gesundh.-Wesen **21** (1966), 1785

[3] ANGER, G. SENF, L., SCHMIDT, U., MACHELEICHT, S.: Dt. Gesundh.-Wesen **31** (1976), 184
[4] ALLEN, J. F.: Int. J. appl. Radiat. Isotopes **16** (1965), 332
[5] British Pharmacopoeia 1973
[6] BURDINE, J. A., SONNEMAKER, R. E., RYDER, L. A., SPJUT, H. J.: Radiology **95** (1970), 101
[7] BURIANEK, J., CIFKA, J.: J. labelled Compounds **6** (1970), 224
[8] CHAIET, K., ROSENBLUM, C., WOODBURY, D. T.: Science **111** (1950), 601
[9] DECKART, H., TAUTZ, M.: Dt. Gesundh.-Wesen **20** (1965), 1831
[10] DECKART, H., HERZMANN, H., POCKRANDT, H., REICHEL, W. S., TAUTZ, M.: Dt. Gesundh.-Wesen **21** (1966), 2405
[11] DECKART, H., TAUTZ, M.: Radiobiol., Radiother. **11** (1970), 553
[12] DECKART, H.: Die Schilddrüse — Nuklearmedizinische Funktionsdiagnostik und Therapie. Schriftenreihe: Anwendung von Isotopen und Kernstrahlung in Wissenschaft und Technik, Heft 4, Isocommerz GmbH, Berlin 1972
[13] DECKART, H.: Nuklearmedizin in Theorie und Praxis. Eine Einführung, VEB Gustav Fischer Verlag, Jena 1973
[14] DECKART, H.: Med. akt. **1** (1975), 79
[15] DECKART, H.: Med. akt. **1** (1975), 175
[16] DECKART, H.: Med. akt. **1** (1975), 252
[17] DECKART, H.: Med. akt. **2** (1976), 42
[18] DECKART, H.: Nuklearmedizinische Nierendiagnostik. Schriftenreihe: Anwendung von Isotopen und Kernstrahlung in Wissenschaft und Technik, Heft 9, Isocommerz GmbH, Berlin 1977
[19] DEININGER, H. K., SIELAFF, H.-J.: Fortschr. Gebiete Röntgenstrahlen Nuklearmed. **107** (1967), 353
[20] DIETRICH, J. LÖBE, J.: Dt. Gesundh.-Wesen **31** (1976), 1897
[21] Farmacopeea Romana VIII (1965)
[22] FRANKE, W.-G.: Eisen-59 in der Nuklearmedizin, Isocommerz GmbH, Berlin 1972
[23] FRANKE, W.-G.: Se-75 Selenomethionin in der Nuklearmedizin, Isocommerz GmbH, Berlin 1977
[24] FRANKE, W.-G.: Strontium-85 in der Nuklearmedizin, Isocommerz GmbH, Berlin 1969
[25] FRANKE, W.-G.: J-131 Humanserumalbumin Makroaggregate, Isocommerz GmbH, Berlin 1972
[26] FRANKE, W.-G.: Xenon-133 in der Nuklearmedizin, Isocommerz GmbH, Berlin 1974
[27] FRANKE, W.-G.: MHP-^{197}Hg. Ein Nuklearpharmakon zur Milzsintigraphie, Isocommerz GmbH, Berlin 1970
[28] FRANKE, W.-G., JOHANNSEN, B. A., HENNIG, K.: Z. inn. Med. **26** (1971), 629
[29] FRANKE, W.-G., HENNIG, K., WOLLER, P., HILBERT, K.: Radiobiol., Radiother. **13** (1972), 533
[30] FRANKE, W.-G., HENNIG, K.: Dt. Gesundh.-Wesen **30** (1975), 1105
[31] GÖTTE, H., KLOSS, G.: Angew. Chem. **85** (1973), 793
[32] GOLDECK, H.: Dt. med. J. **8** (1957), 334
[33] GOSSUDARSTVENNAJA Farmakopeja SSSR, 10. Ausgabe (1968)
[34] HARBOTTLE, G.: J. chem. Physics **22** (1954), 1083
[35] HÄNTZSCHEL, H.: Nuklearpharmaka aus Rossendorf, Isocommerz GmbH, Berlin 1976
[36] HENNIG, K., WOLLER, P., KIRSCH, E.: Dt. Gesundh.-Wesen **20** (1965), 1753
[37] HENNIG, K.: Dt. Gesundh.-Wesen **20** (1965), 822
[38] HENNIG, K., WOLLER, P., WAGNER, G.: Dt. Gesundh.-Wesen **21** (1966), 2080
[39] HENNIG, K., FRANKE, W.-G.: Dt. Gesundh.-Wesen **24** (1969), 389
[40] HERZMANN, H.: Isotopenpraxis **1** (1965), 45
[41] HERZMANN, H.: Isotopenpraxis **5** (1969), 125
[42] HERZMANN, H., SCHMIDT, E., SCHNEIDER, G., SCHIMMELPFENNIG, W., STRANGFELD, D., GORKA, H.: Radiobiol., Radiother. **11** (1970), 519
[43] HERZMANN, H.: Isotopenpraxis **9** (1973), 349
[44] HIRSCHBIEGEL, H., BÖCKEM, K.: Radiologe **9** (1969), 481
[45] HOFFMANN, G., KLEINE, N.: Nucl.-Med. **7** (1968), 350
[46] HOSAIN, F., REBA, C. R., WAGNER, H. N.: Radiology **93** (1969), 1135

[47] International Atomic Energy Agency, Technical Report Series, No. 17, Wien 1963
[48] JANTSCH, K.: Isotopenpraxis **12** (1976), 106
[49] JOHANNSEN, B.: ^{99m}Technetium Radiopharmaka, Isocommerz GmbH, Berlin 1975
[50] JOHANNSEN, B.: ^{113m}Indium Radiopharmaka, Isocommerz GmbH, Berlin 1975
[51] KNIPPING, H. W., BOLT, W., VALENTIN, H., VENRATH, H., ENDLER, P.: Münchener med. Wochenschr. **99** (1957), 46
[52] KOCH, R. D., OTTO, H.-J., ABRAHAM, K., PARNITZKE, K. H., MORCZEK, A.: Radiol. diagn. **8** (1967), 729
[53] KOEPPE, P., SCHAEFER, P.: Dt. med. Wochenschr. **93** (1968), 1029
[54] KONRAD, H., ZASTROW, R. KIENCKE, H.: Radiobiol., Radiother. **12** (1971), 715
[55] KONRAD, H.: Hämatologie — Nuklearmedizinische Funktionsdiagnostik. Schriftenreihe: Anwendung von Isotopen und Kernstrahlung in Wissenschaft und Technik, Heft 8, Isocommerz GmbH, Berlin 1976
[56] KUBA, J.: Technetium-99m in der Nuklearmedizin, Isocommerz GmbH, Berlin 1968
[57] MARKWARDT, J.: Pankreasszintigrafie. Schriftenreihe: Anwendung von Isotopen und Kernstrahlung in Wissenschaft und Technik, Heft 10, Isocommerz GmbH, Berlin 1977
[58] MEYER-SCHÜTZMEISTER, L.: Strahlentherapie **85** (1951), 31
[59] MÜLLER, J., FRANKE, W.-G.: Dt. Gesundh.-Wesen **30** (1975), 595
[60] PASTERNAK, A.: Isotopenpraxis **4** (1968), 137
[61] Pharmacopoea Bohemoslovenica III (1970)
[62] Pharmacopoea Gallica IX (1972)
[63] Pharmacopoea Helvetica VI (1971)
[64] Pharmacopoea Hungarica VI (1967)
[65] Pharmacopoea Jugoslavica III (1972)
[66] Rat für gegenseitige Wirtschaftshilfe: Verzeichnis von Methoden zur Kontrolle der radiochemischen Reinheit radiopharmazeutischer Präparate (in russ. Sprache), Warschau 1975
[67] Rohacek, J.: Radiobiol., Radiother. **14** (1973), 383
[68] RÖMER, M., GREBE, S. F.: Kerntechnik **12** (1970), 442
[69] SCHEER, K. E., MEIER-BORST, W.: Nucl.-Med. **2** (1961), 193
[70] SCHEER, K. E.: Brit. J. Radiol. **42** (1969), 641
[71] SCHMIDT, H. A. E., HEUSER, L.: Nuklearmedizinische Diagnostik von Leber, Milz und Pankreas, Byk-Mallinckrodt, Dietzenbach/BRD 1976
[72] SCHNEIDER, C.: Dt. med. Wochenschr., **91** (1966), 454
[73] SCHNEIDER, C.: Dt. med. Wochenschr. **91** (1966), 1122
[74] SCHNEIDER, C., PREVOT, H., TZONOS, T.: Dt. med. Wochenschr. **93** (1968), 285
[75] SCHWARTZ, K.-D., KNOLL, P., HAMANN, D.: Dt. Gesundh.-Wesen **20** (1965), 737
[76] SCHWARTZ, K.-D., STOLPE H. J.: Dt. Gesundh.-Wesen **21** (1966), 1986
[77] SCHWARTZ, K.-D., ESTHER, G., KRÜGER, M.: Radiobiol., Radiother. **11** (1970), 309
[78] SCHWARTZ, K.-D.: Chrom-51 in der Nuklearmedizin, Isocommerz GmbH, Berlin 1976
[79] SCHWARTZ, K.-D.: Radioaktiv markiertes Humanserumalbumin in der Nuklearmedizin, Isocommerz GmbH, Berlin 1975
[80] SEIDLEIN, H., HÖWNER B., KAGEL, O., PALME, E., HEILMANN, H. H., JAHR, U.: Dt. Gesundh.-Wesen **31** (1976), 1704
[81] SPENCER, R., HERBERT, R., RISH, M. W., LITTLE, W. A.: Brit. J. Radiol. **40** (1967), 641
[82] SPODE, E.: Medizintechnik **3** (1963), 2
[83] STOLZ, W.: Radioaktivität. Teil I: Grundlagen, Mathematisch-Naturwissenschaftliche Bibliothek, Band 61, BSB B. G. Teubner Verlagsgesellschaft, Leipzig 1976
[84] STRÖHMANN, G., HERZOG, R., GEBERT, G., BLOTTNER, A.: Dt. Gesundh.-Wesen **29** (1974), 362
[85] SUBRAMANIAN, G., MCAFEE, J. G.: Int. J. appl. Radiat. Isotopes 18 (1967), 215
[86] SUBRAMANIAN, G., MCAFEE, J. G.: Radiology **99** (1971), 192
[87] TAPLIN, G. V., JOHNSON, D. E., DORE, E. K., KAPLAN, H. S.: J. nucl. Med. **5** (1964), 259

[88] The Pharmacopoeia of the United States of America XIX (1975)
[89] TUBIS, M., WOLF, W.: Radiopharmacy, J. Wiley, New York/London 1976
[90] WAGNER, H. N.: Radiology **86** (1966), 601
[91] Waser, P. G.: Dt. med. J. **8** (1957), 330
[92] WIDMER, L. K., STAUB, H. in: Szintigraphie und Radiokardiographie, Schwabe & Co., Basel 1963
[93] World Health Organization, Technical Report Series 567, Genf 1975

Bei Fragen zur Produktsicherheit wenden Sie sich bitte an:
If you have any questions regarding product safety,
please contact:

Walter de Gruyter GmbH
Genthiner Straße 13
10785 Berlin
productsafety@degruyterbrill.com